常见恶性肿瘤放射治疗
靶区勾画实用手册

主　审　王绿化　李晔雄

主　编　金　晶　唐　源

副主编　陈志坚　梁　军　张江鹄

U0376254

人民卫生出版社

·北　京·

图书在版编目（CIP）数据

常见恶性肿瘤放射治疗靶区勾画实用手册 / 金晶，唐源主编 . -- 北京 ：人民卫生出版社，2024. 7（2025. 1重印）. -- ISBN 978-7-117-36551-2

Ⅰ. R730.55

中国国家版本馆 CIP 数据核字第 2024HY1439 号

人卫智网　www.ipmph.com　医学教育、学术、考试、健康，购书智慧智能综合服务平台
人卫官网　www.pmph.com　人卫官方资讯发布平台

常见恶性肿瘤放射治疗靶区勾画实用手册
Changjian Exing Zhongliu Fangshe Zhiliao Baqu Gouhua Shiyong Shouce

主　　编：金　晶　唐　源	**经　　销：**新华书店
出版发行：人民卫生出版社（中继线 010-59780011）	**开　　本：**889×1194　1/32　印张：15.5　插页：3
地　　址：北京市朝阳区潘家园南里 19 号	**字　　数：**422 千字
邮　　编：100021	**版　　次：**2024 年 7 月第 1 版
E - mail：pmph @ pmph.com	**印　　次：**2025 年 1 月第 2 次印刷
购书热线：010-59787592　010-59787584　010-65264830	**标准书号：**ISBN 978-7-117-36551-2
印　　刷：天津市光明印务有限公司	**定　　价：**118.00 元

打击盗版举报电话：010-59787491　　**E-mail：WQ @ pmph.com**
质量问题联系电话：010-59787234　　**E-mail：zhiliang @ pmph.com**
数字融合服务电话：4001118166　　**E-mail：zengzhi @ pmph.com**

编 委 （以姓氏汉语拼音为序）

陈　鹏　中国医学科学院肿瘤医院深圳医院

陈冬杰　中国医学科学院肿瘤医院深圳医院

陈力宁　中国医学科学院肿瘤医院深圳医院

陈志坚　中国医学科学院肿瘤医院深圳医院

房　辉　中国医学科学院肿瘤医院

冯玲玲　中国医学科学院肿瘤医院深圳医院

傅方萌　中国医学科学院肿瘤医院深圳医院

郭永鑫　中国医学科学院肿瘤医院深圳医院

胡　楠　中国医学科学院肿瘤医院深圳医院

姜　威　中国医学科学院肿瘤医院深圳医院

金　晶　中国医学科学院肿瘤医院深圳医院

兰凤鸣　中国医学科学院肿瘤医院深圳医院

雷　玲　中国医学科学院肿瘤医院深圳医院

李　宁　中国医学科学院肿瘤医院山西医院

李天宇　中国医学科学院肿瘤医院深圳医院

梁　军　中国医学科学院肿瘤医院深圳医院

梁仁拔　中国医学科学院肿瘤医院深圳医院

廖俊芳　中国医学科学院肿瘤医院深圳医院

陆佳伟　中国医学科学院肿瘤医院深圳医院

马　莉　中国医学科学院肿瘤医院深圳医院

马慧颖　中国医学科学院肿瘤医院

穆亚莎·阿布力米提　中国医学科学院肿瘤医院深圳医院

主编简介

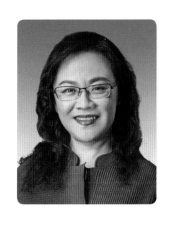

金　晶

　　医学博士，主任医师，博士生导师。中国医学科学院肿瘤医院放疗科副主任、医务处处长，中国医学科学院肿瘤医院深圳医院院长助理、放疗科主任。中华医学会放疗肿瘤治疗学分会第十届常务委员兼秘书长，中国抗癌协会放射肿瘤治疗学分会第五届副主任委员，中国医师协会结直肠专业委员会第二届常务委员，中国抗癌协会第八届大肠癌专业委员会副主任委员，中国抗癌协会第一届大肠癌整合科普委员会副主任委员，中国医师协会 MDT 专业委员会常务委员。从事肿瘤放射治疗工作 20 余年，主持及参与国家级、北京市和国家癌症中心等科研课题项目多项。以第一作者 / 通信作者在 SCI 期刊及中文核心期刊发表论文近百篇，累计 IF 分值 100 分以上。荣获 2022 年深圳第一届"最美科技工作者"称号，2023 年深圳第三届"深圳医师奖"称号，2023 年第六届"国之名医·优秀风范"榜单，2024 年广东省三八红旗手称号。

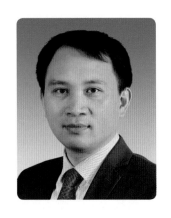

唐 源

　　医学博士,中国医学科学院肿瘤医院副主任医师。中国抗癌协会大肠癌专业委员会委员,国家卫生健康委《结直肠癌诊疗规范》放疗组秘书,中国医疗保健国际交流促进会神经内分泌肿瘤学分会常委、肝脏肿瘤学分会委员、放射治疗学分会委员、消化肿瘤综合诊疗学分会委员、肿瘤免疫治疗学分会委员,北京抗癌协会大肠癌专业委员会副秘书长。擅长腹部肿瘤放射治疗,尤其对结直肠癌、胃癌、肝胆胰肿瘤综合治疗有丰富经验。担任国家重点研发计划精准医学研究专项子课题负责人,主持院、校级课题 5 项,参与多项国家自然科学基金课题。研究成果以第一作者/通信作者发表于 *Journal of Clinical Oncology*、*Cancer Medicine*、*Radiation Oncology* 等。担任全国规划教材《放射治疗技术学》(第 2 版)编委、《结直肠肿瘤学》编委、《肿瘤学概论》(第 2 版)编写秘书及《肿瘤放射治疗学》(第 2 版)数字资源编委。执笔中国《直肠癌术前/术后适形/调强放疗靶区勾画共识与图谱》及 8 部全国性指南。

前　言

　　近年来,随着先进的放疗设备及放疗技术的快速发展,对放疗科医生的专业能力要求逐渐提高,而靶区勾画是放疗中最关键的环节,体现了放疗科医生的基本能力。目前关于靶区勾画的书籍欠缺理论联系实际案例的生动展示。编写本书的初衷是为同行提供一部简明、实用、方便查阅,用于指导放疗实践的"口袋"参考书。全书以最新、最权威的国内外放射治疗指南(RTOG、ASTRO、ESTRO、NCCN、CSTRO 等)为基础,结合中国医学科学院肿瘤医院及中国医学科学院肿瘤医院深圳医院放射肿瘤学团队多年经验积累,侧重肿瘤放疗基本原则结合临床实例,详尽、生动展示头颈部、胸部、腹部、盆腔肿瘤及转移瘤的放疗靶区勾画,历经三轮修改,多次审校,最终定稿。

　　本书内容涵盖 29 种常见的恶性肿瘤的放射治疗靶区勾画原则与示例,旨在使读者能较为方便、快捷地获取常见恶性肿瘤的放疗适应证、定位方式、靶区勾画原则、放疗剂量和分割方式、危及器官的勾画和限量,并结合具体实例给予展示。尤其是,在部分需要重点掌握的要点加入音频解释,力求全面展现靶区勾画的要点和难点。此外,书中还对部分瘤种最新放疗技术的应用进行了展示。希望本书能为肿瘤放疗及相关领域的从业者提供实用的参考工具,规范肿瘤放疗的靶区勾画,消除不同地区、不同医院靶区勾画的差异,进一步提高放射治疗的临床质量,推动放射治疗的进步。最后,衷心感谢各位医学专业人士对本书的关注与支持。

金　晶　唐　源

2024 年 3 月 10 日

目　录

鼻咽癌

【放疗适应证】

● 根治性放疗

病理学确诊、无远处器官转移、无放疗禁忌证者。

鼻咽癌分期与治疗推荐

分期		分层	I 级推荐	II 级推荐
I 期	$T_1N_0M_0$		单纯放疗(2A 类)	
II 期	$T_1N_1M_0$	适宜使用顺铂者	放疗 + 顺铂(1B 类)	
	$T_2N_0M_0$		单纯放疗(2A 类)	
	$T_2N_1M_0$	不适宜使用顺铂者	单纯放疗(2A 类)	

分期		分层	Ⅰ级推荐	Ⅱ级推荐
Ⅲ期	$T_1N_2M_0$	适宜使用顺铂者	放疗 + 顺铂（1A 类）	放疗 + 顺铂→辅助化疗（1B 类）
	$T_2N_2M_0$		诱导化疗→放疗 + 顺铂（1A 类）	
	$T_3N_0M_0$	不适宜使用顺铂者	单纯放疗（2A 类）	放疗 + 奈达铂 / 奥沙利铂（1B 类）
	$T_3N_1M_0$		放疗 + 卡铂（2A 类）	放疗 + 西妥昔单抗 / 尼妥珠单抗（2A 类）
	$T_3N_2M_0$			
ⅣA 期	$T_1N_3M_0$	适宜使用顺铂者	放疗 + 顺铂（1A 类）	放疗 + 顺铂→辅助化疗（1B 类）
	$T_2N_3M_0$		诱导化疗→放疗 + 顺铂（1A 类）	
	$T_3N_3M_0$	不适宜使用顺铂者	单纯放疗（2A 类）	放疗 + 奈达铂 / 奥沙利铂（1B 类）
	$T_4N_0M_0$		放疗 + 卡铂（2A 类）	放疗 + 西妥昔单抗 / 尼妥珠单抗（2A 类）
	$T_4N_1M_0$			
	$T_4N_2M_0$			
	$T_4N_3M_0$			

注：不适宜使用顺铂者：年龄 >70 岁、PS 评分 >2 分、听力障碍、肾功能不全（肌酐清除率 <50ml/min）或具有 >1 级的神经病变。

- **高姑息性放疗**

有远处转移但经过化疗等得以控制，远处转移灶暂时不是危及生命的原因，原发灶及颈部淋巴结病灶可行高度姑息放疗，给予根治性放疗剂量。

- **再程放疗**

原发灶复发者,再程放疗可作为挽救性治疗选择。

【放疗定位】

- **定位前准备**

1. 头发准备　剪发以避免放疗期间因头发导致的体位变化。
2. 口腔准备　拔除阻生牙及龋齿,避免放射性龋齿的发生。
3. 留置针及 CT 增强知情同意书。

- **体位及固定方式**

仰卧位,双手置于身体两侧,选择合适角度的头枕(或选择发泡胶 / 真空垫),采用头颈肩固定面罩。

- **扫描方式及范围**

CT 平扫 + 增强(有明确禁忌证的患者可选择 CT 平扫)、层厚 2~3mm。

范围:头顶到气管隆嵴下。

MRI 平扫 + 增强定位、层厚 2~3mm。

范围:包全颅底至锁骨下(根据肿瘤侵犯可调整)。

- **影像融合要求**

强烈建议所有适宜患者完成模拟体位的 CT 和 MRI 图像融合。需要做诱导治疗的患者应在诱导前完成定位。

初诊时及诱导化疗后鼻咽 + 颈部 MR，包括 T_1 平扫、T_1 增强、T_2 水成像、T_2 压脂像。PET-CT 鼻咽原发灶及颈部淋巴结代谢图像。诱导化疗前后 MRI 定位图像融合。

【根治性放疗靶区勾画】

目前鼻咽癌靶区定义尚未统一，我国各个单位略有不同，本勾画手册参考结合 2018 年 *Radiotherapy and Oncology* 发表的勾画共识(简称国际版勾画共识)，2024 年 CSCO 指南勾画共识和中国医学科学院肿瘤医院勾画方法制定而成。且最终以中国医学科学院肿瘤医院勾画方法为基准。为避免混淆，我们将本勾画示例定义以及国际版勾画共识共同列表如下。

- **靶区勾画建议**

本指南	国际版命名	解释	勾画建议
GTVp	GTVnx	鼻咽原发灶	临床体格检查、影像学检查、内镜检查所显示的最初肿瘤病变范围。诱导化疗后，突入空腔的部分肿瘤消退回缩，GTV 可在空腔处修回。侵犯骨质、肌肉的病变仍要考虑纳入 GTV 中 如鼻咽原发灶毗邻破裂孔、翼腭窝等高危区域，即使影像未见侵犯，也应将这些区域包含在 GTVp 内 目前中国医学科学院肿瘤医院 GTV 勾画仍建议包全双侧鼻咽，如侵犯部分咽隐窝，也应将患侧全部咽隐窝包含在 GTVp 内
GTVrpn	GTVrpn	咽后转移淋巴结	咽后转移淋巴结单独勾画，当与鼻咽原发肿瘤分界不清、难以区分时，可将部分层面咽后淋巴结与鼻咽原发灶共同画入 GTVp 内

本指南	国际版命名	解释	勾画建议
GTVnd	GTVnd	颈部转移淋巴结	影像学可见颈部转移淋巴结。当诱导化疗后淋巴结疗效评价为 PR，勾画缩小后可见的淋巴结；当诱导化疗后转移淋巴结 CR，参照化疗前淋巴结相对位置及区域勾画
CTV1 高危临床靶区	CTV1	高危临床靶区	GTVp 及其周围亚临床病灶，即 CTV1=GTVp+5mm
	CTV2	中危临床靶区	①如为 N_0 病变： 至少包括 GTVp 三维外扩 10mm（即 CTV1+5mm）、颅底（圆孔、卵圆孔、破裂孔、颞骨岩部尖）、蝶窦（T_1/T_2：下 1/2；T_3/T_4：全部）、斜坡（若无侵犯：前 1/3；若受侵犯：全部）、海绵窦（T_3/T_4，仅包含患侧）、后组筛窦（犁骨）、翼管、翼腭窝、全鼻咽壁、咽后间隙、咽旁间隙、1/3 鼻腔与上颌窦后 1/3 的结构、双侧上颈深及咽后淋巴引流区等（包含Ⅱ区、Ⅲ区、部分Ⅴa区、Ⅶ区），如原发肿瘤向后外侧浸润或有高危颈部淋巴结肿大，还需包括颈静脉孔和舌下神经孔 ②如为 N_+ 病变： 包括上述 N_0 病变所包范围，外加双侧中下颈锁骨上淋巴引流区（可理解为转移淋巴区域的下一站淋巴结区域），如Ⅱ区阳性，则需要包括病变同侧Ⅲ区，如Ⅱ/Ⅲ区淋巴结较大，可包病变侧全颈部淋巴结。当Ⅰb区淋巴结转移或颈部淋巴结转移不规则切除术后，Ⅱa区淋巴结转移的直径 ≥ 2cm（不同指南定义不同），或淋巴结包膜外侵犯，同侧颈部多发淋巴结转移，原发肿瘤侵犯颌下腺、>1/3 鼻腔或侵犯软腭、硬腭、牙槽等容易发生Ⅰb转移的部位时，Ⅰb区也画入 CTV2 内

本指南	国际版命名	解释	勾画建议
CTV2	CTV3	低危临床靶区(预防照射区)	双侧或单侧中下颈锁骨上淋巴引流区(Ⅳa区和Ⅴb区);若同侧颈部淋巴结没有受累,包含同侧Ⅳa区
PTV	PTV	计划靶区	GTVp、GTVrpn、GTVnd、CTV$_1$、CTV$_2$三维外扩3mm分别形成PTVp、PTVrpn、PTVnd、PTV1、PTV2,遇空腔、骨质适当修回,CTV、PTV内收皮下3mm

● **鼻咽癌常见转移的颈部淋巴引流区的勾画界限**

分区	上界	下界	前界	后界	外界	内界
Ⅰa	下颌舌骨肌	颈阔肌(二腹肌前腹下缘)	下颌联合(颏尖)	舌骨体、下颌舌骨肌	二腹肌前腹内缘	
Ⅰb	颌下腺上缘、下颌舌骨肌前缘	舌骨下缘和下颌骨下缘(颌下腺下缘)最下的层面		颌下腺后缘(上)、二腹肌后腹(下)	下颌骨内侧、颈阔肌(下)、翼内肌(后)	二腹肌前腹外侧(下)、二腹肌后腹(上)

分区	上界	下界	前界	后界	外界	内界
Ⅱa	C₁横突下缘	舌骨体下缘	颌下腺后缘、二腹肌后腹后缘	颈内静脉后缘	胸锁乳突肌内面、颈阔肌、腮腺、二腹肌后腹	颈内动脉内缘、斜角肌
Ⅱb			颈内静脉后缘	胸锁乳突肌后缘		
Ⅲ	舌骨体下缘	环状软骨下缘	胸锁乳突肌前缘、甲状舌骨肌后1/3	胸锁乳突肌后缘	胸锁乳突肌内面	颈内动脉内缘、斜角肌
Ⅳa	环状软骨下缘	胸骨柄上缘上2cm	胸锁乳突肌前缘（上）、胸锁乳突肌内缘（下）	胸锁乳突肌后缘（上）、斜角肌（下）	胸锁乳突肌深面（上）、胸锁乳突肌外缘（下）	颈总动脉内缘、甲状腺外侧缘、斜角肌（上）、胸锁乳突肌内缘（下）
Ⅳb	胸骨柄上缘上2cm	胸骨柄上缘	胸锁乳突肌内面、锁骨深面	斜角肌前缘（上）、肺尖、头臂静脉、头臂干（右侧）、左颈总动脉、左锁骨下动脉（下）	斜角肌外缘	Ⅳ区外缘（气管前）、颈总动脉内缘

7

分区	上界	下界	前界	后界	外界	内界
Ⅴa	舌骨上缘	环状软骨下缘	胸锁乳突肌后缘	斜方肌前缘	颈阔肌、皮肤	肩胛提肌（上方）、后斜角肌（下方）
Ⅴb	环状软骨下缘	颈横血管下缘				
Ⅴc	颈横血管下缘	胸骨柄上缘上 2cm	皮肤	斜方肌前缘（上）、前锯肌前 1cm（下）	斜方肌（上方）、锁骨（下方）	斜角肌、胸锁乳突肌外缘（Ⅳa 外缘）
Ⅶa	C_1 上缘	舌骨体上缘	咽缩肌	头长肌和颈长肌	颈内动脉内侧缘	头长肌外缘
Ⅶb	颅底颈静脉孔	C_1 横突下缘（Ⅱ区上界）	茎突前间隙	C_1 和颅底	茎突和腮腺深叶	颈内动脉内缘

【危及器官勾画及限量】

● 危及器官勾画定义及限量

标准命名	描述	勾画建议	限量
TemporalLobe_L/R	颞叶	MR 融合,脑窗勾画 上界:大脑外侧窝池上缘 下界:颅中窝底 前界:颞骨、大脑外侧窝池、蝶骨大翼 后界:颞骨岩部、小脑幕、枕前切迹(枕叶后部向前 4cm) 外界:颞骨 内界:海绵窦、蝶窦、蝶鞍、外侧窝池(不包括岛叶和基底节)	$D_{max} \leqslant 60Gy$, $V_{54} \leqslant 3{\sim}5cc$
BrainStem BrainStem_PRV	脑干	MR 融合,脑窗勾画 上界:视通路、大脑后动脉消失层面(侧脑室底) 下界:枕骨大孔,枢椎尖上一层面 前界:桥池后缘、基底动脉 后界:第四脑室前缘、中脑导水管 外界:大脑后动脉、大脑前动脉、小脑脚 内界:—	$D_{max} \leqslant 54Gy$, PRV $D_{max} \leqslant 60Gy$

9

鼻咽癌

标准命名	描述	勾画建议	限量
SpinalCord SpinalCord_PRV3/5	脊髓	脑窗勾画 上界:小脑消失层面,枢椎尖出现的层面 下界:全部扫描层面 前界:仅可见脊髓的层面 后界:— 外界:— 内界:—	$D_{max} \leq 45Gy$, PRV $D_{max} \leq 50Gy$
Pituitary	垂体	脑窗勾画 上界:垂体窝内,不包括周围骨质,3mm 层厚上仅 1~2 层垂体柄 下界:蝶鞍底 前界:前床突 后界:鞍背 外界:双侧海绵窦,颈内动脉虹吸段 内界:—	$D_{max} \leq 60Gy$

标准命名	描述	勾画建议	限量
OpticChiasma OpticChiasma_PRV	视交叉	结合 MR 勾画 上界：下界向上 1~2 层（厚度 2~5mm） 下界：垂体、鞍上池 前界：视神经管 后界：漏斗管 外界：颈内动脉、大脑中动脉 内界：—	$D_{max} \leqslant 54Gy$, PRV $D_{max} \leqslant 60Gy$
OpticNerve_L/R OpticNerve_L/R_PRV	视神经	上界：上直肌下（前下） 下界：下直肌上（后上） 前界：眼球后缘 后界：视神经管 外界：—内界：—	$D_{max} \leqslant 54Gy$, PRV $D_{max} \leqslant 60Gy$

鼻咽癌

标准命名	描述	勾画建议	限量
Lens_L/R	晶状体	上界：— 下界：— 前界：— 后界：— 外界：— 内界：— 注意晶状体和玻璃体分界	$D_{max} \leqslant 8Gy$
Cochlea_L/R	耳蜗	骨窗勾画 上界：— 下界：— 前界：— 后界：— 外界：— 内界：—	$D_{mean} \leqslant 45Gy$
Middle_Ear_L/R	中耳	骨窗勾画，包括鼓室、咽鼓管骨部 上界：— 下界：— 前界：— 后界：— 外界：— 内界：—	$D_{mean} \leqslant 45Gy$

标准命名	描述	勾画建议	限量
TMJ_L/R（temporomandibular joint）	颞颌关节	CT 骨窗勾画 上界：关节腔消失 下界：下颌骨头出现、下颌切迹上 1 层 前界：颞骨关节髁、下颌骨髁突前缘 后界：关节窝表面 外界：下颌骨髁突外缘、关节窝表面 内界：—	$D_{\max} \leqslant 70\text{Gy}, V_{75} \leqslant 1\%$
Mandible_L/R	下颌骨	CT 骨窗勾画 上界：左右下颌骨作为整体勾画，不包括牙齿 下界：— 前界：—后界：— 外界：—内界：—	$D_{\max} \leqslant 70\text{Gy}, V_{75} \leqslant 1\%$

鼻咽癌

标准命名	描述	勾画建议	限量
Oral Cavity	口腔（舌、口咽前部）	上界：硬腭黏膜、上颌骨反折黏膜 下界：舌根黏膜、舌骨（后方），下颌舌骨肌、二腹肌前腹（前方） 前界：上下颌骨内缘 后界：软腭后缘、悬雍垂、舌根（下方） 外界：上下颌骨内缘 内界：—	$D_{mean} \leqslant 45Gy$
Parotid_L/R	腮腺	软组织窗勾画 上界：外耳道、乳突 下界：下颌间隙后缘出现层面（颌下区后缘） 前界：咬肌、下颌骨后缘、翼内肌 后界：胸锁乳突肌前缘、二腹肌后腹外侧、乳突 外界：下颌脂肪、颈阔肌 内界：二腹肌后腹、茎突、咽旁间隙	$D_{mean} \leqslant 26Gy$ $V_{30} \leqslant 50\%$

标准命名	描述	勾画建议	限量
Submandibular_L/R	颌下腺	上界：翼突内侧板下缘、C_3 下、(翼内肌、下颌舌骨肌) 下界：下颌角脂肪间隙出现层面 前界：下颌舌骨肌、舌骨舌肌外缘 后界：咽旁间隙、颈部血管、二腹肌后腹、胸锁乳突肌 外界：翼内肌内缘、下颌骨内缘、皮下脂肪、颈阔肌 内界：下颌舌骨肌外缘、舌骨舌肌、咽上缩肌、咽中缩肌、二腹肌前腹	$D_{mean} \leqslant 35Gy$
Thyroid	甲状腺	上界：梨状隐窝下缘、甲状软骨中部 下界：C_5~C_7 椎体 前界：胸骨舌骨肌、胸锁乳突肌 后界：颈部血管、颈长肌 外界：颈部血管、胸锁乳突肌 内界：甲状软骨、环状软骨、食管、咽缩肌	$D_{mean} \leqslant 45Gy$

鼻咽癌

标准命名	描述	勾画建议	限量
Larynx	喉（和下咽）	上界：会厌上缘 下界：环状软骨下缘 前界：甲状软骨、环状软骨前缘 后界：包括杓状软骨、甲状软骨上下角、咽缩肌后缘 外界：舌骨内缘、甲状软骨、环状软骨外缘、颈部血管神经、甲状腺 内界：咽腔	$D_{mean} \leqslant 45Gy$

注：D_{max}. 最高剂量；PRV. 计划危及器官；D_{mean}. 平均剂量。

- 危及器官勾画示例

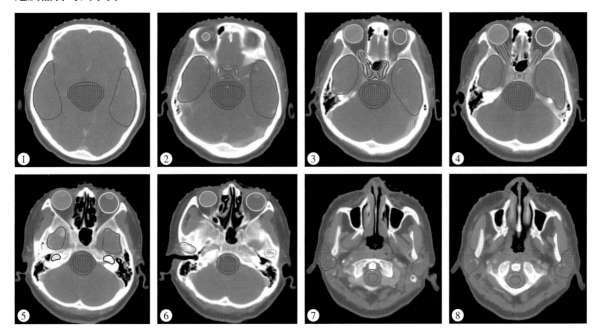

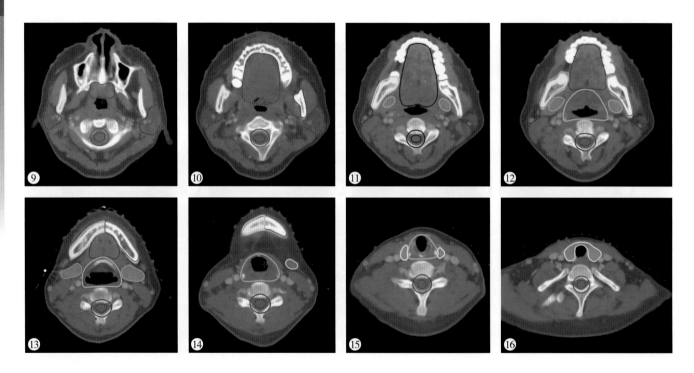

【放疗的剂量和分割】

结构名称	剂量学参数	目标	可接受	分次
PTVp	$D_{95\%}$	≥ 69.96Gy	≤ 107%	33f
PTVrpn	$D_{95\%}$	≥ 69.96Gy	≤ 107%	33f
PTVnd	$D_{95\%}$	≥ 69.96Gy	≤ 107%	33f
PTV1	$D_{95\%}$	≥ 60.06Gy	≤ 107%	33f
PTV2	$D_{95\%}$	≥ 50.96Gy	≤ 107%	28f

【靶区勾画示例】

● **鼻咽部原发灶勾画示例**（GTVp、GTV$_{rpn}$、GTV$_n$、CTV1、CTV2）

41 岁女性。诊断：鼻咽非角化性分化型癌，cT$_3$N$_2$M$_0$ Ⅲ期（AJCC 第八版）。左侧咽隐窝局限性肿物，范围约 3.4cm × 2.4cm × 2.0cm；向外累及左侧腭帆张肌、腭帆提肌、咽旁间隙；向前累及左侧翼腭窝、翼管、

扫码听讲解

19

翼突;向后累及左侧头长肌、斜坡;向上累及左侧破裂孔、卵圆孔;双颈部Ⅶ区(咽后外侧组)、左颈Ⅱ、Ⅲ区、右颈Ⅱ区淋巴结转移。

靶区范围:GTVp(红色线)为鼻咽部原发病灶(部分咽后淋巴结与原发灶无法完全区分,包含在GTVp内);GTVrpn(深红色线)为侧咽后转移淋巴结;GTVnL(棕色线)为左颈Ⅱ、Ⅲ区转移淋巴结及可疑转移淋巴结;GTVnR(棕色线)为右颈Ⅱ区转移淋巴结及可疑转移淋巴结。CTV1(绿色线)为GTVp三维外扩1cm区域,并包括颅底高危区、双侧颈部Ⅱ、Ⅲ、Ⅴa淋巴引流区、左颈Ⅳa、Ⅴb淋巴引流区;CTV2(蓝色线)为右颈Ⅳa、Ⅴb淋巴引流区、左颈Ⅳb淋巴引流区;PTVp、PTVrpn、PTVnL、PTVnR为GTVp、GTVrpn、GTVnL、GTVnR三维外扩3mm,内收皮下3mm;PTV1为CTV1三维外扩3mm,内收皮下3mm;PTV2为CTV2三维外扩3mm,内收皮下3mm。

处方剂量:95% PTVp、95% PTVrpn、95% PTVnL、95% PTVnR 69.96Gy/2.12Gy/33f,95% PTV1 60.06Gy/1.82Gy/33f,95% PTV2 50.96Gy/1.82Gy/28f。

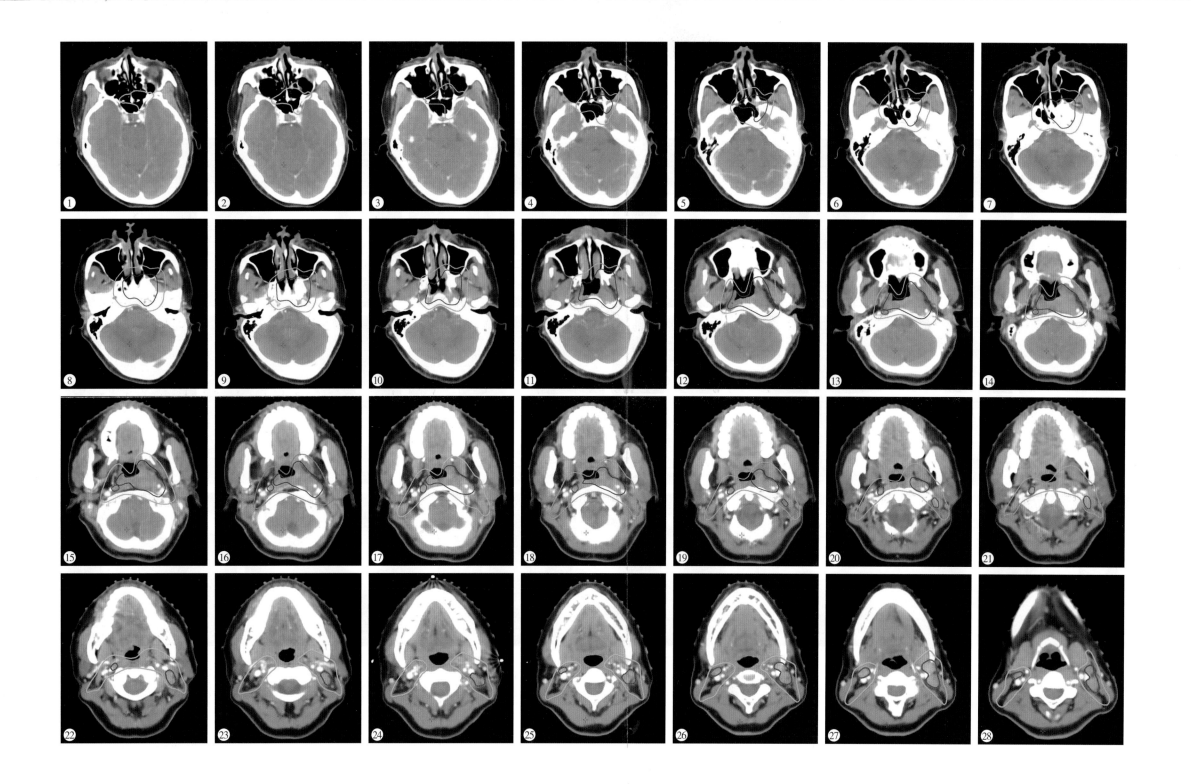

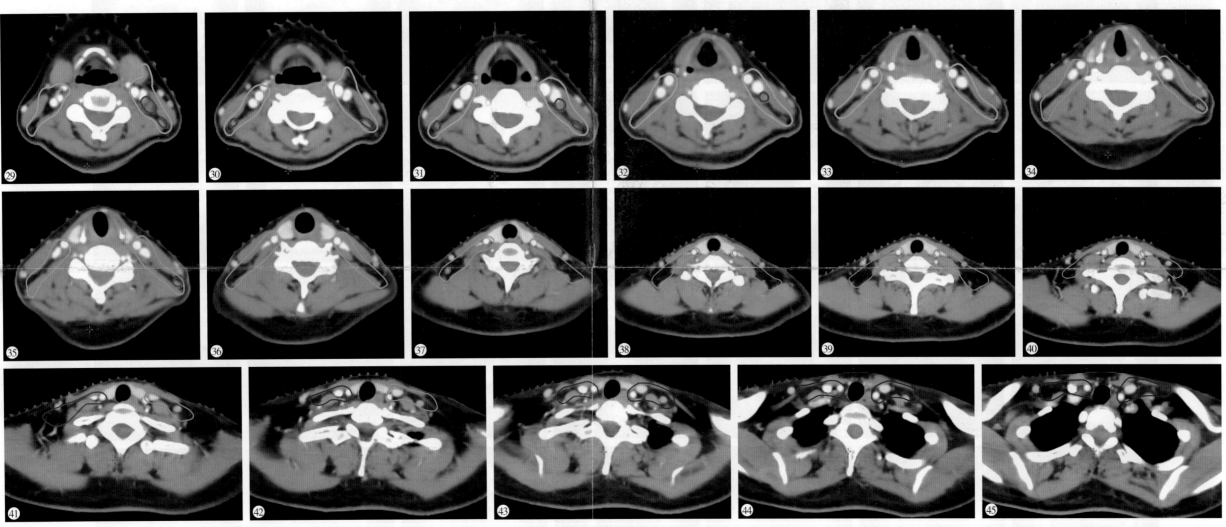

cT$_3$N$_2$M$_0$ III期鼻咽癌靶区勾画。

- 鼻咽癌颈部淋巴引流区勾画示例

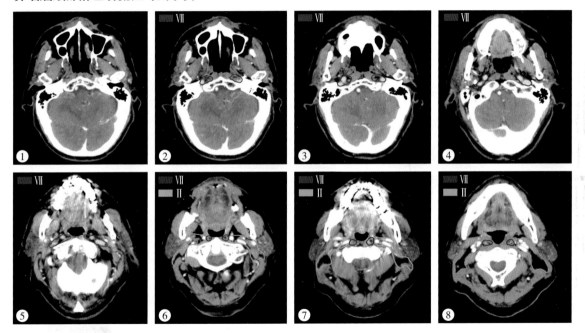

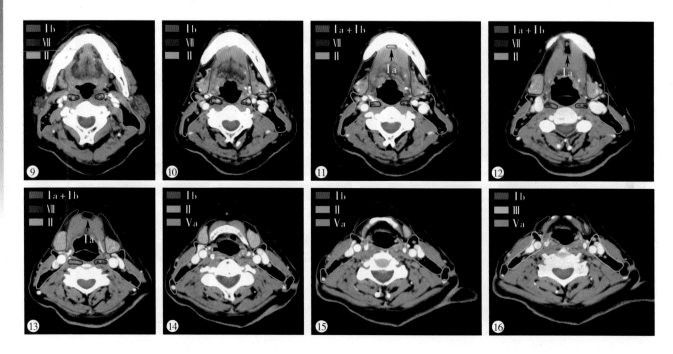

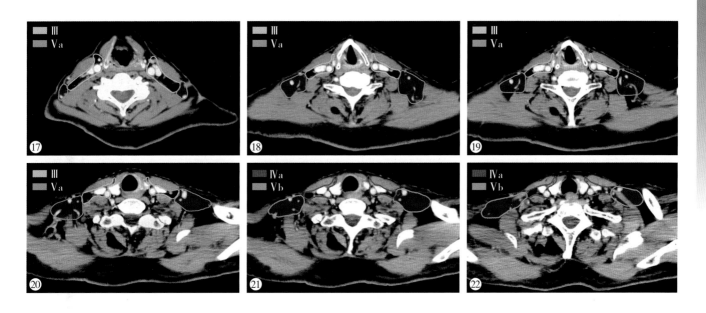

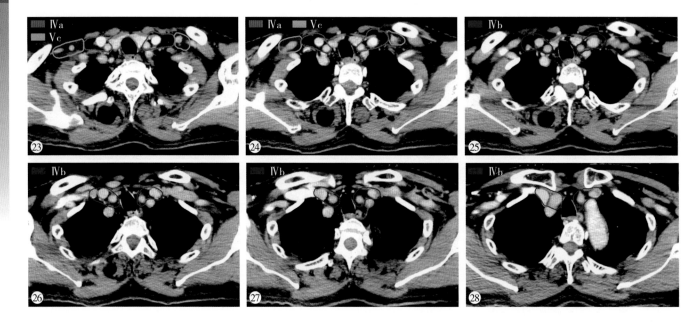

口腔癌

【放疗适应证】

- **术后辅助放疗**

1. 术后病理具备以下危险因素: $pT_{3\sim4}$, 安全边界不足或近切缘(<5mm), $N_{2\sim3}$, $\text{IV}\sim\text{V}$区淋巴结转移, 神经侵犯, 脉管癌栓需要辅助放疗。

2. 同期放化疗: 切缘阳性、转移淋巴结包膜外侵犯。

- **根治性放疗**

1. $T_{1\sim2}$口腔癌。

2. 拒绝或不能耐受手术的各期口腔癌。

【放疗定位】

- **定位前准备**

1. 完善口腔牙齿处理, 营养状态评估。

2. 纤维内镜及胸部 CT 评估有无上呼吸道、消化道及肺第二原发癌。

3. 了解有无 CT 对比剂过敏。

- **体位及固定方式**

常规体位:仰卧位,头颈肩发泡胶 / 头枕 + 热塑膜固定。

压舌板或者口含器从上腭压下舌头。

- **扫描方式及范围**

CT 平扫 + 增强(除非有明确禁忌证的患者可选择 CT 平扫)、层厚 2~3mm。

范围:头顶至气管隆嵴。

- **影像融合要求**

融合放疗前 PET-CT/MRI/CT,提高勾画准确性。

扫码听讲解

【根治性放疗靶区勾画】

- **不同模式口腔癌放疗靶区勾画定义**

定义靶区	中国医学科学院肿瘤医院模式	国际指南	推荐剂量
原发病灶 / 瘤床	GTVp/GTVtb	GTVp/GTVtb	70Gy/66Gy
原发病灶直接生长外侵高危范围	统一定义为 GTVp+10mm	分别定义为 CTVp1=GTVp+5mm,CTVp2=GTVp+10mm	
阳性淋巴结	GTVnd	GTVn	70Gy

定义靶区	中国医学科学院肿瘤医院模式	国际指南	推荐剂量
高危预防区 CTV1	GTVp+10mm、阳性淋巴结所在的淋巴引流区、下一站淋巴引流亚区	CTVp1（GTVp+5mm）+CTVn1（阳性淋巴结所在的淋巴引流区）；无下一站淋巴引流亚区	60Gy
低危预防区 CTV2	CTV1的下一站淋巴引流亚区（针对Ⅰb，Ⅴ区等特殊区域均有特殊说明）	CTVp2（GTVp+10mm）+CTVn2（定义复杂，照射范围较广，具体可参考文献）	50Gy

- **靶区勾画定义**

标准命名	解释	勾画建议
GTV	原发肿瘤	（根治性）原发肿瘤GTVp，转移淋巴结GTVnd （术后辅助）原发肿瘤术后瘤床GTVtb
CTV1	高危预防区	原发肿瘤以及相应肿瘤外侵高危区、累及层面高危淋巴引流亚区＋下一站淋巴引流亚区（例如Ⅱ区淋巴结转移，则Ⅱ＋Ⅲ区为CTV1）
CTV2	低危预防区	CTV1下一站淋巴引流区，例如Ⅱ区淋巴结转移，则Ⅱ＋Ⅲ区为CTV1，Ⅳa为CTV2

1. GTVp、GTVnd分别为查体、影像及内镜可见的肿瘤原发灶及转移淋巴结。

2. 原发肿瘤以及相应肿瘤外侵高危区定义为在肿瘤直接生长通路上外放10mm，并排除空腔及骨性结构。不同T分期口腔癌外侵高危区勾画定义具体范围如下。

口腔肿瘤	T 分期			
	T$_1$	T$_2$	T$_3$	T$_4$
颊黏膜肿瘤	深部边缘不超过颊肌	深部边缘包括但不超过颊肌	深部边缘包括颊肌和皮下脂肪	根据原发灶位置,包括深部舌外肌、下颌骨、面部皮肤、上颌窦、翼板、咬肌;可延伸到口咽,如进入舌根、扁桃体窝、软腭、咽旁间隙、翼内肌
固定于下颌骨的口底癌和覆盖骨性结构的肿瘤(如:牙龈,硬腭,磨牙后三角)	包括邻近骨的 1~2mm 对于薄的骨结构(如硬腭),不延伸超过骨进入鼻腔或上颌窦腔	包括邻近骨的 5mm	包括邻近骨的 5mm	
口底癌		下界在下颌舌骨肌范围内,不包括下颌下腺	下界可包括下颌舌骨肌,但不超出该范围	

　　3. CTV1 除了定义的原发肿瘤以及相应肿瘤外侵高危区,还需要包括累及层面高危淋巴引流亚区 + 下一站淋巴引流亚区,勾画基于以下原则。

　　(1)口腔癌主要淋巴引流区为同侧颈部 I b/ II / III区。

　　(2)若出现以下情形之一,建议 I b 区照射:所有口腔癌患者;颈部接受非颈部清扫的不规则手术; II a 区转移淋巴结大于 2cm 或淋巴结包膜不完整或多个淋巴结转移。

　　(3)若出现以下情形之一,建议 V 区淋巴结预防照射:II 区淋巴结大范围受侵;N$_3$ 病变;肿瘤直接累及口咽。

　　(4)对侧预防指征:口腔肿瘤侵犯舌根、软腭或咽后壁,和 / 或肿瘤距离中线 ≤ 1cm。

4. 靶区勾画完成后的 PTV 生成应充分考虑器官的内运动和本单位治疗师的摆位水平,本示例根据本中心测定数据建议 CTV 三维外放 3mm 成为相应的计划靶区。

【术后辅助放疗靶区勾画】

GTVtb:包括术前原发灶所在位置,以及部分皮瓣吻合处,安全边界不够处。注意不建议包括全部皮瓣,术后出现的血清肿是否需要纳入瘤床需谨慎考虑。

推荐所有患者靶区勾画应在术前和术后 CT 融合的基础上进行,并根据手术后的解剖学变化进行必要地修饰。
CTV 区域的勾画基本同术前定义原则。

【放疗的剂量和分割】

- **口腔癌根治性放疗**

结构名称	剂量学参数	目标	可接受	备注
PGTVp/PGTVnd	$D_{95\%}$	≥ 69.96Gy	≤ 107%	33f
PTV1	$D_{95\%}$	≥ 60.06Gy	≤ 107%	33f
PTV2	$D_{95\%}$	≥ 50.96Gy	≤ 107%	28f

- **口腔癌术后辅助放疗**

结构名称	剂量学参数	目标	可接受	备注
PGTVtb	$D_{95\%}$	$\geqslant 66$Gy	$\leqslant 107\%$	33f
PTV1	$D_{95\%}$	$\geqslant 60.06$Gy	$\leqslant 107\%$	33f
PTV2	$D_{95\%}$	$\geqslant 50.96$Gy	$\leqslant 107\%$	28f

注：若切缘阳性、淋巴结包膜外侵犯，瘤床可单独提升剂量至66Gy。

- **危及器官限量**

结构	RTOG0225 和 RTOG0615 限制	QUANTEC 限制
脑干	$D_{max}<54$Gy；$D_{1\%}$ PRV $\leqslant 60$Gy	$D_{max}<54$Gy；$D_{1\sim 10ml} \leqslant 60$Gy
脊髓	$D_{max}<45$Gy；$D_{1\%}$ PRV $\leqslant 50$Gy	$D_{max}<50$Gy（脊髓损伤 $<0.2\%$）
耳蜗	RTOG 0225：$D_{mean}<50$Gy； RTOG 0615：$D_{5\%}$ PRV<55Gy	$D_{mean} \leqslant 45$Gy（损伤概率 $<30\%$）
视神经、视交叉	RTOG 0225：$D_{max}<54$Gy，$D_{1\%}$ PRV<60Gy； RTOG 0615：$D_{max}<50$Gy，$D_{1\%}$ PRV<54Gy	$D_{max}<55$Gy（损伤概率 $<3\%$）

结构	RTOG0225 和 RTOG0615 限制	QUANTEC 限制
腮腺	至少一侧腮腺 $D_{mean} \leqslant 26Gy$，或 $D_{20ml}<20Gy$，或 $D_{50\%}<30Gy$	双侧腮腺 $D_{mean}<25Gy$； 单侧腮腺 $D_{mean}<20Gy$（20% 风险腮腺功能降低到基线 25% 以下）
甲状腺	$V_{30}<60\%$ 或 $<7ml$ 或 $D_{mean}<30Gy$ $V_{45}<50\%$ 或 $<5ml$ 或 $D_{mean}<45Gy$	无
口腔	RTOG 0615：$D_{mean}<40Gy$	无
下颌骨	下颌骨和颞颌关节 $D_{max} \leqslant 70Gy$，$D_{1ml}<75Gy$	无
咽缩肌	中上咽缩肌 $D_{mean}<60Gy$ 或 50~60Gy； 中上咽缩肌 V_{50}、V_{55} 和 $V_{60}<70\%$	$D_{mean}<50Gy$（20% 吞咽困难）
食管（颈段食管）	RTOG 0615：$D_{mean}<45Gy$	$D_{mean} \leqslant 34Gy$（$\geqslant$ 3 级食管炎 5%~20%），$V_{35}<50\%$，$V_{50}<40\%$，$V_{70}<20\%$（$\geqslant$ 2 级食管炎 <30%）
喉	$V_{50}<27\%$ 或 $D_{mean}<40Gy$ 声门上喉 $D_{mean}<55Gy$（误吸）	$D_{mean}<66Gy$（20% 发音障碍） $D_{mean}<50Gy$（30% 误吸风险） $D_{mean}<44Gy$（20% 水肿风险）
臂丛	RTOG 0615：$D_{max}<66Gy$	无
颞叶	RTOG 0225：$D_{max}<60Gy$，$D_{1\%} \leqslant 65Gy$	$D_{max}<60Gy$（脑坏死 <3%）；$D_{max}<72Gy$（脑坏死 5%）

口腔癌

【靶区勾画示例】

● 颈部淋巴引流区勾画界限

分区	上界	下界	前界	后界	外界	内界
Ⅰa	下颌舌骨肌	颈阔肌、二腹肌前腹下缘	下颌骨前联合	舌骨体、下颌舌骨肌	二腹肌前腹内缘	体中线
Ⅰb	颌下腺上缘、下颌舌骨肌（前方）	舌骨 - 下颌骨下缘平面、颌下腺下缘／颈阔肌（更下）		颌下腺后缘（上）、二腹肌后腹后缘（下）	下颌骨内侧、颈阔肌外缘（下）、翼内肌（后）	二腹肌前腹外缘（下方）、二腹肌前腹（上方）
Ⅱ	第1颈椎横突	舌骨下缘	颌下腺后缘、二腹肌后腹后缘	胸锁乳突肌后缘	胸锁乳突肌深面、腮腺、颈阔肌、二腹肌后腹	颈内动脉内侧缘和斜角肌
Ⅲ	舌骨下缘（Ⅱ区下界）	环状软骨下缘（Ⅳ区上界）	胸锁乳突肌前缘、甲状舌骨肌后1/3	胸锁乳突肌后缘	胸锁乳突肌深面（内侧缘）	颈总动脉内侧缘和斜角肌

分区	上界	下界	前界	后界	外界	内界
Ⅳa	环状软骨下缘（Ⅲ区下界）	胸锁关节上 2cm	胸锁乳突肌前缘（上方）、胸锁乳突肌体部（下方）	胸锁乳突肌后缘（上方）、斜角肌（下方）	胸锁乳突肌内缘（上方）、胸锁乳突肌外缘（下方）	甲状腺和斜角肌（上方）、胸锁乳突肌内缘（下方）
Ⅳb	胸锁关节上 2cm（Ⅳa下界）	胸骨柄上缘	胸锁乳突肌深面、锁骨深面	斜角肌前缘（上方）、肺尖/头臂静脉/头臂动脉（右侧）、颈总动脉/锁骨下动脉（左下）	斜角肌外侧缘	颈总动脉内缘（Ⅵ外界）
Ⅴab*	舌骨体上缘水平平面	颈横血管平面（Ⅴc上界）	胸锁乳突肌后缘	斜方肌前缘	颈阔肌和皮肤	肩胛提肌（上方）、后斜角肌（下方）
Ⅴc	颈横血管平面（Ⅴb下界）	胸骨柄上 2cm（Ⅳa下缘）	皮肤	斜方肌前缘（上方）、前锯肌前方 +/-1cm（下方）	斜方肌（上方）、锁骨（下方）	斜角肌、胸锁乳突肌外缘（Ⅳa外缘）

（续）

分区	上界	下界	前界	后界	外界	内界
Ⅵa	舌骨或颌下腺下缘	胸骨柄上缘	颈阔肌、皮肤	舌骨下肌群(带状肌)前缘	胸锁乳突肌前缘	无
Ⅵb	甲状软骨体部下缘	胸骨柄上缘	舌骨下肌群(带状肌)后缘	喉前壁、甲状腺和气管(甲状腺淋巴结/气管淋巴结)、椎前肌(右侧)、食管(左侧)	颈总动脉内缘	无
Ⅶa	第1颈椎上缘	舌骨体上缘	上/中咽缩肌后缘	头长肌和颈长肌	颈内动脉内侧缘	头长肌外缘
Ⅶb	颅底颈静脉孔	第1椎体横突下缘(Ⅱ区上界)	茎突前间隙后缘	第1椎体和颅底	茎突和腮腺深叶	颈内动脉内缘
Ⅷ	颧弓和外耳道	下颌角	下颌骨升支后缘、咬肌后缘(外侧)和二腹肌后缘(内侧)	胸锁乳突肌前缘(外侧)和二腹肌后腹(内侧)	皮下软组织	茎突和茎突肌肉

分区	上界	下界	前界	后界	外界	内界
IX	眼眶下缘	下颌骨下缘（Ib区上界）	皮下软组织	咬肌前缘、颊脂体	皮下软组织	颊肌
Xa	外耳道上缘	乳突尖	外耳道后缘（上）、乳突前缘（下）	胸锁乳突肌后缘（枕淋巴结前界）	皮下软组织	颞骨（上方）、头夹肌（下方）
Xb	枕骨粗隆外侧	舌骨上缘（V区上界）	胸锁乳突肌后缘	斜方肌前缘	皮下软组织	头夹肌

注：以环状软骨下缘为界，分为Va和Vb区。

- **示例**

69岁男性，诊断：右舌腹鳞癌术后，肿瘤最大径2.2cm，浸润深度0.8cm，累及舌内肌；可见神经侵犯，未见明确脉管瘤栓。淋巴结转移性癌（3/61），其中右颈I区淋巴结移性癌（3/7）。pTNM分期：pT_2N_{2b}。

靶区范围：GTVtb（红色线）包含术前肿瘤侵犯范围。CTV1（绿色线）为GTVtb外放1cm并包括颅底、右颈部IB、II、III区淋巴引流区，收皮下3mm，CTV2（紫色线）为右颈IV区及左颈IB、II区淋巴引流区（距离中线<1cm，预防对侧），PGTVtb为GTVtb三维外扩3mm，PTV1为CTV1三维外放3mm，PTV2为CTV2三维外放3mm，收皮下3mm。

处方剂量：95% PGTVtb 66Gy/2.0Gy/33f，95% PTV1 60.06Gy/1.82Gy/33f，95% PTV2 50.96Gy/1.82Gy/28f。

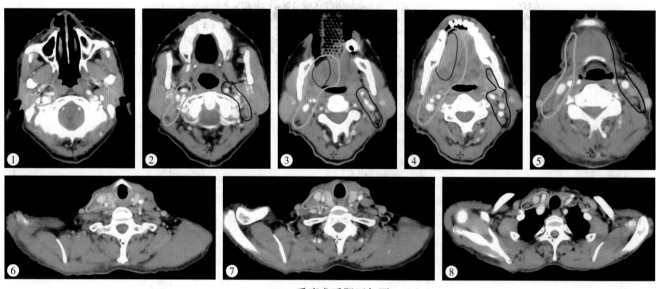

pT$_2$N$_{2b}$ 舌癌术后靶区勾画。

口咽癌

【放疗适应证】

● p16 阴性口咽癌

1. 根治性放疗

(1)单纯放疗：$T_{1\sim2}N_{0\sim1}$。

(2)同步放化疗：$T_{1\sim2}N_1$(2B 类)、$T_{3\sim4}N_{0\sim1}$、任何 T 及 $N_{2\sim3}$。

(3)拒绝或不能耐受手术的各期口咽癌。

2. 术后辅助放疗

(1)单纯放疗：术后病理具备以下危险因素：近切缘、pT_3 或 pT_4、pN_2 或 pN_3、Ⅳ 或 Ⅴ 区阳性淋巴结、神经周围浸润、血管侵犯、淋巴管浸润。

(2)同步放化疗：切缘阳性、转移淋巴结包膜外侵犯。

● p16 阳性口咽癌

1. 术后辅助放疗

(1)单纯放疗，术后病理具备以下危险因素：近切缘、pT3 或 pT_4、1 个阳性淋巴结 >3cm 或多个阳性淋巴结、Ⅳ 或 Ⅴ 区淋巴结阳性、神经周围浸润、血管浸润。

(2)同期放化疗:切缘阳性、转移淋巴结包膜外侵犯。

2. 根治性放疗

(1)单纯放疗:$T_{0\sim2}N_0$ 或 N_1(单个淋巴结 <3cm)。

(2)同步放化疗:$T_{1\sim2}N_1$(单个淋巴结 ≥ 3cm 或 2 个及以上同侧淋巴结转移 ≤ 6cm)、$T_{3\sim4}N_{0\sim1}$、任何 T 及 $N_{2\sim3}$。

(3)拒绝或不能耐受手术的各期口咽癌。

【放疗定位】

● 定位前准备

1. 由于口咽结构复杂,制定放疗计划前必须结合患者详细查体,甚至是直接触诊肿瘤,尤其对于判断肿瘤是否局限扁桃体窝内、是否侵犯舌根、软腭受侵范围等均有较好的依据。

2. 完善口腔牙患处理、毛发处理,营养状态评估。

3. 纤维内镜及胸部 CT 评估有无上呼吸道、消化道及肺第二原发癌。

4. 了解有无 CT 对比剂过敏,签署增强 CT 知情同意书。

5. 嘱患者定位时勿做吞咽动作。

● 体位及固定方式

常规体位:仰卧位,头颈肩架 + 发泡胶垫 + 热塑膜 / 头枕 + 头颈

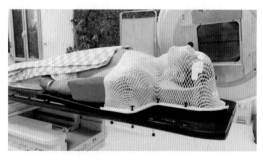

常规体位定位。

肩架＋热塑膜。

- **扫描方式及范围**

CT 平扫 + 增强（除非有明确禁忌证患者可选择 CT 平扫）、层厚 2~3mm。
范围：颅顶—气管分叉处。

- **影像融合要求**

融合放疗前 PET-CT/MRI/CT，提高勾画准确性。

扫码听讲解

【根治性放疗靶区勾画】

- **不同模式口咽癌放疗靶区勾画定义**

定义靶区	中国医学科学院肿瘤医院模式	国际指南	推荐剂量
原发病灶 / 瘤床	GTVp/GTVtb	GTVp/GTVtb	70Gy/66Gy
原发病灶直接生长外侵高危范围	统一定义为 GTVp+10mm	分别定义为 CTVp1=GTVp+5mm，CTVp2=GTVp+10mm	
阳性淋巴结	GTVnd	GTVn	70Gy

（续）

定义靶区	中国医学科学院肿瘤医院模式	国际指南	推荐剂量
高危预防区 CTV1	GTVp+10mm、阳性淋巴结所在的淋巴引流区、下一站淋巴引流亚区	CTVp1（GTVp+5mm）+CTVn1（阳性淋巴结所在的淋巴引流区）; 无下一站淋巴引流亚区	60Gy
低危预防区 CTV2	CTV1 的下一站淋巴引流亚区（针对Ⅰb，Ⅴ区等特殊区域均有特殊说明）	CTVp2（GTVp+10mm）+CTVn2（定义复杂，照射范围较广，具体可参考文献）	50Gy

口咽癌靶区勾画定义

标准命名	解释	勾画建议
GTV	原发肿瘤	分为原发肿瘤的 GTVp 及转移淋巴结 GTVn
CTV1	高危预防区	原发肿瘤以及相应肿瘤外侵高危区、累及层面高危淋巴引流亚区＋下一站淋巴引流亚区（例如Ⅱ区淋巴结转移，则Ⅱ＋Ⅲ区为 CTV1）
CTV2	低危预防区	CTV1 下一站淋巴引流区，例如Ⅱ区淋巴结转移，则Ⅱ＋Ⅲ区为 CTV1，Ⅳa 为 CTV2

1. GTVp、GTVn 分别为查体、影像及内镜可见的肿瘤原发灶及转移淋巴结。
2. 原发肿瘤以及相应肿瘤外侵高危区定义为在肿瘤直接生长通路上外放 10mm，并排除空腔及骨性结构。

肿瘤部位	T分期			
	T₁	T₂	T₃	T₄
扁桃体	5mm 咽上缩肌,不包括咽旁间隙	咽上缩肌的外侧和后外侧,延伸到咽旁间隙,不延伸到翼状肌。因肿瘤位置的不同,可能包括舌根沟或邻近舌根或邻近舌活动部分	咽上缩肌及咽旁间隙,可与Ⅱ区及咽后间隙重叠,可包括部分翼状肌。因肿瘤位置的不同,可能包括舌根沟或邻近舌根或邻近舌活动部分	咽上缩肌、咽旁间隙、翼状肌内侧和/或外侧、下颌骨、磨牙后三角、舌根、舌活动部分及硬腭
软腭	全部软腭延伸到扁桃体窝	可外扩至硬腭、咽侧壁、咽旁间隙,不包括翼内肌及移动舌	可外扩至硬腭、咽侧壁、咽旁间隙,不包括舌活动部分	可外扩至硬腭、咽侧壁、鼻咽和鼻腔
咽后壁	咽缩肌,咽后间隙通常包括在靶区内	咽缩肌,咽后间隙,不包括颈长肌、椎体	咽缩肌、咽后间隙,可能与咽后淋巴结重叠,不包括颈长肌、椎体	外扩至颈长肌、部分椎体
会厌谷	不包括会厌软骨前间隙	包括会厌软骨前间隙	包括会厌软骨前间隙	包括会厌软骨前间隙、声门上喉;后-下咽;前-舌骨、舌根;后-咽旁间隙
舌根	不包括舌骨舌肌	包括舌骨舌肌、咽旁间隙,可能与Ⅰb、Ⅱ区淋巴结重叠,可包括咽上缩肌外侧部分 对于舌底的大 T₂ 肿瘤,可以延伸到移动舌中	包括舌骨舌肌、咽旁间隙,可能与Ⅰb、Ⅱ区淋巴引流区重叠,可包括咽上缩肌外侧部分,可不包括内侧部分。对于舌底的 T₃ 肿瘤,可以延伸到移动舌中	包括咽旁间隙、舌骨、舌活动部分、声门上喉结构,可能与Ⅰb、Ⅱ区、咽后淋巴结重叠

3. CTV1 除了定义的原发肿瘤以及相应肿瘤外侵高危区,还需要包括累及层面高危淋巴引流亚区 + 下一站淋巴引流亚区,勾画基于以下原则。

(1) 口咽癌主要淋巴引流区为颈部 Ⅰ / Ⅱ / Ⅲ 区。

(2) 对侧预防指征:肿瘤位于扁桃体窝并侵犯舌根及软腭 >1cm;单侧病变距离中线 <1cm;肿瘤位于舌根、软腭、咽后壁。

(3) 靶区勾画完成后的 PTV 生成应充分考虑器官的内运动和本单位治疗师的摆位水平,本图谱根据本中心测定数据建议 CTV 三维外放 3mm 成为相应的计划靶区。

【术后辅助放疗靶区勾画】

标准命名	解释	勾画建议
GTVtb	瘤床	包括术前原发灶所在位置,以及安全边界不够处,术后血清肿是否需要纳入瘤床需谨慎考虑。 所有患者靶区勾画推荐进行术前和术后 CT 融合的基础勾画并根据手术后的解剖学变化进行必要的修饰
CTV1	高危预防区	同术前定义原则
CTV2	低危预防区	同术前定义原则

【放疗的剂量和分割】

● 口咽癌根治性放疗

结构名称	剂量学参数	目标	可接受	备注
PTVp/PTVn	$D_{95\%}$	≥ 69.96Gy	≤ 107%	33f
PTV1	$D_{95\%}$	≥ 60.06Gy	≤ 107%	33f
PTV2	$D_{95\%}$	≥ 50.96Gy	≤ 107%	28f

● 口咽癌术后辅助放疗

结构名称	剂量学参数	目标	可接受	备注
PTVtb	$D_{95\%}$	66Gy	≤ 107%	33f
PTV1	$D_{95\%}$	≥ 60Gy	≤ 107%	30f
PTV2	$D_{95\%}$	≥ 50.96Gy	≤ 107%	28f

注：若切缘阳性、淋巴结包膜外侵犯，瘤床可单独提升剂量至 66Gy。

● 危及器官限量同口腔癌

【靶区勾画示例】

54 岁男性,诊断:左侧扁桃体中分化鳞癌 p16+cT$_4$N$_2$M$_0$ Ⅲ期(AJCC 第八版)。累及范围:左侧腭扁桃体区肿物,大小约 3.8cm×3.7cm×5.8cm,侵犯左侧翼内肌、硬腭及软腭,上达鼻咽左侧壁,下达口咽侧壁。左颈Ⅱ、Ⅲ、Ⅶ区、右颈Ⅱ区多发淋巴结转移。治疗史:2 周期化疗 + 免疫治疗后,疗效评价 PR(原发灶 CR,淋巴结 PR)。

勾画定义

标准命名		勾画建议
GTVp		包含化疗前肿瘤侵犯范围
GTVrpn		左侧咽后转移淋巴结
GTVn		左颈Ⅱ、Ⅲ区、右颈Ⅱ区转移淋巴结
CTV1		GTVn 外放 1cm 并包括双颈部Ⅱ、Ⅲ、Ⅴa 区,左颈Ⅰb、Ⅳ区淋巴引流区,内收皮下 3mm
CTV2		右颈Ⅳa 区
PTVp、PTVrpn、PTVn、PTV1、PTV2		GTVp、GTVrpn、PTVn、CTV1、CTV2 三维外扩 3mm,内收皮下 3mm

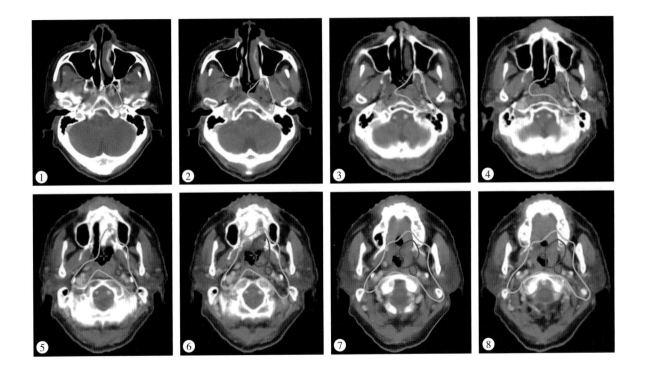

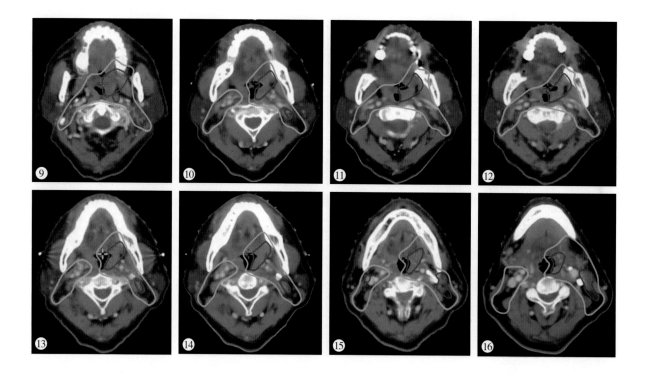

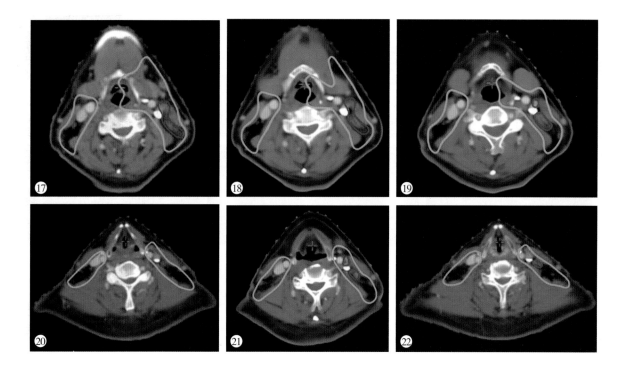

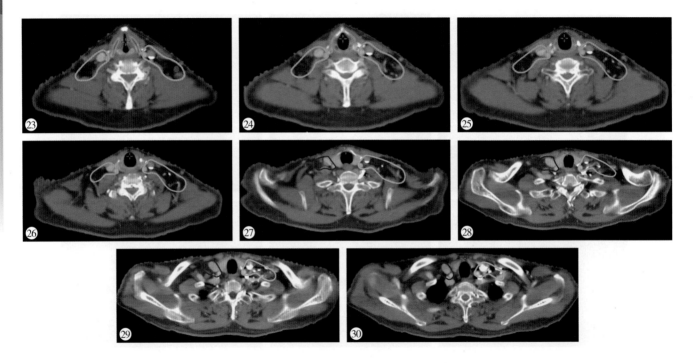

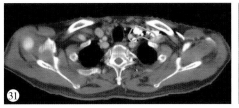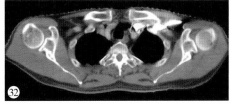

p16+cT$_4$N$_2$M$_0$左扁桃体癌靶区勾画。

下咽癌

【放疗适应证】

1. T$_{1~2}$N$_0$病变,尤其是肿物呈外生性生长者,可行根治性放疗。

2. 可以手术的 T$_{3~4}$N$_{0~1}$患者,如需切除全喉者,则做计划性术前放疗。

3. 对 >3cm 且质地硬而固定,或侵犯皮肤的淋巴结,单纯放疗的局部控制作用较差,应以术前治疗为主。

4. 手术切缘不净、残存,>N$_1$者,淋巴结包膜外受侵,周围神经受侵者,均应行术后放疗。

5. 不能手术的患者可做姑息性放疗,少数患者放疗后肿瘤缩小明显,有可能手术切除。

6. 手术后复发的患者行姑息性放疗。

7. 病理类型为低分化癌或未分化癌者，不论病期早晚，建议首选放疗；如放疗后有残存，可行手术切除。

注：关于下咽癌放射治疗适应证各单位都有自己的治疗模式，目前中国医学科学院肿瘤医院头颈组的回顾性研究在 *JAMA Network Open* 发表。研究成果被 Clinical Research in Oncology 网站同步推荐。并且随着免疫治疗在头颈部鳞癌患者中的尝试，我们中心主要模式为：对于无法保留功能或不可/交界可手术的患者推荐经过新辅助药物治疗后，消退较好的患者选择根治性同步放化疗。消退不理想的患者先行手术治疗，术后 6~8 周完成辅助放疗。

- **定位前准备**

1. 完善口腔牙齿处理，营养状态评估。

2. 纤维内镜评估有无上消化道第二原发癌。

3. 了解有无 CT 对比剂过敏，签署增强 CT 知情同意书。

- **体位及固定方式**

常规体位：仰卧位，头颈肩发泡胶/头枕 + 热塑膜固定。

- **扫描方式及范围**

CT 平扫 + 增强（除非有明确禁忌证的患者可选择 CT 平扫）、层厚 2~3mm。

范围：颅顶—隆突。

- **影像融合要求**

融合放疗前 PET-CT/MRI/CT，提高勾画准确性。

【根治性放疗靶区勾画】

● 不同模式下咽癌放疗靶区勾画定义

定义靶区	中国医学科学院肿瘤医院模式	国际指南	推荐剂量
原发病灶/瘤床	GTVp/GTVtb	GTVp/GTVtb	70Gy/66Gy
原发病灶直接生长外侵高危范围	统一定义为GTVp+10mm	分别定义为CTVp1=GTVp+5mm，CTVp2=GTVp+10mm	
阳性淋巴结	GTVnd	GTVn	70Gy
高危预防区CTV1	GTVp+10mm、阳性淋巴结所在的淋巴引流区、下一站淋巴引流亚区	CTVp1（GTVp+5mm）+CTVn1（阳性淋巴结所在的淋巴引流区）；无下一站淋巴引流亚区	60Gy
低危预防区CTV2	CTV1的下一站淋巴引流亚区（针对Ⅰb、Ⅴ区等特殊区域均有特殊说明）	CTVp2（GTVp+10mm/头脚方向15mm）+CTVn2（定义复杂，照射范围较广，具体可参考文献）	50Gy

扫码听讲解

- **靶区勾画定义**

标准命名	解释	勾画建议
GTV	原发肿瘤	原发肿瘤 GTVp 原发肿瘤术后瘤床 GTVtb 转移淋巴结 GTVnd
CTV1	高危预防区	原发肿瘤以及相应肿瘤外侵高危区、累及层面高危淋巴引流亚区 + 下一站淋巴引流亚区（例如 Ⅱ 区淋巴结转移，则 Ⅱ + Ⅲ 区为 CTV1）
CTV2	低危预防区	CTV1 下一站淋巴引流区，例如 Ⅱ 区淋巴结转移，则 Ⅱ + Ⅲ 区为 CTV1，Ⅳa 为 CTV2

1. GTVp、GTVn 分别为查体、影像及内镜可见的肿瘤原发灶及转移淋巴结。

2. 原发肿瘤以及相应肿瘤外侵高危区定义为在肿瘤（GTVp）直接生长通路上外放 10mm（也可参照国际指南，"5mm+5mm" 原则），并排除空腔及骨性结构。具体如下。

T_1

根据 GTVp 的不同位置，包括：喉旁间隙后部（梨状窝前角和内侧壁肿瘤）；杓间区域和杓状软骨（环状软骨后区肿瘤）；咽后壁（咽后壁肿瘤）；下咽外侧壁（梨状窝外侧壁肿瘤）。除非 GTVp 邻近食管，否则不包括食管。

扫码听讲解

T$_2$

外侧界:喉旁间隙后部和部分邻近 GTVp 的甲状软骨,但不超出甲状软骨。

内侧界:同侧杓状软骨和部分环状软骨,但不延伸入喉。

后界:部分咽缩肌,但不穿过椎前筋膜进入颈长肌或头长肌。

前界:可包括会厌前间隙。

下界:根据 GTVp 的位置不同,可延伸到颈段食管。

上界:可以延伸至口咽。

T$_3$

外侧界:喉旁间隙后部和部分邻近 GTVp 的甲状软骨,但不超出甲状软骨(除非甲状软骨受侵,则不超出舌骨下肌);邻近 GTVp 的甲状舌骨肌。

内侧界:至少包括同侧杓状软骨,同侧半喉和部分环状软骨。

后界:部分咽缩肌,但不穿过椎前筋膜进入颈长肌或头长肌。

前界:可能包括会厌前间隙。

下界:根据 GTVp 的位置不同,可延伸到颈段食管。

上界:可以延伸至口咽。

T$_4$

外侧界:可延伸入舌骨下肌,甚至舌骨下肌外的皮下组织和同侧甲状腺,则与颈部 CTV Ⅱ, Ⅲ 或 Ⅵb 区重叠。

对于累及椎前间隙（T_{4b}）的肿瘤，可穿过椎前筋膜进入颈长肌或头长肌，甚至进入椎体。

3. CTV1 除了定义的原发肿瘤以及相应肿瘤外侵高危区，还需要包括累及层面高危淋巴引流亚区 + 下一站淋巴引流亚区，勾画基于以下原则。

(1) 下咽癌主要淋巴引流区为同侧颈部 Ⅱ～Ⅳa 区、Ⅶa 区，Ⅱ区阳性需包括同侧茎突后间隙Ⅶb。

(2) 若出现以下情形之一，建议 Ⅰb 区照射：颈部接受非颈部清扫的不规则手术；Ⅱa 区转移淋巴结大于 2cm 或淋巴结包膜不完整或多个淋巴结转移。

(3) 若出现以下情形之一，建议 Ⅴ区淋巴结预防照射：Ⅱ区淋巴结大范围受侵；N_3 病变；肿瘤直接累及口咽。

(4) 对侧预防指征：肿瘤侵犯咽后壁。

4. 靶区勾画完成后的 PTV 生成应充分考虑器官的内运动和本单位治疗师的摆位水平，本图谱根据本中心测定数据三维外放 3mm 成为相应的计划靶区。

【术后辅助放疗靶区勾画】

GTVtb：包括术前原发灶所在位置，以及安全边界不够处，术后出现的血清肿是否需要纳入瘤床需谨慎考虑。

所有患者靶区勾画推荐进行术前和术后 CT 融合的基础勾画并根据手术后的解剖学变化进行必要的修饰。

CTV 区域的勾画基本同术前定义原则。

【放疗的剂量和分割】

- **下咽癌根治性放疗**

结构名称	剂量学参数	目标	可接受	备注
PTVp/PTVn	$D_{95\%}$	≥ 69.96Gy	≤ 107%	33f
PTV1	$D_{95\%}$	≥ 60.06Gy	≤ 107%	33f
PTV2	$D_{95\%}$	≥ 50.96Gy	≤ 107%	28f

- **下咽癌术后辅助放疗**

结构名称	剂量学参数	目标	可接受	备注
PTVtb	$D_{95\%}$	66Gy	≤ 107%	33f
PTV1	$D_{95\%}$	≥ 60.06Gy	≤ 107%	33f
PTV2	$D_{95\%}$	≥ 50.96Gy	≤ 107%	28f

注：若切缘阳性、淋巴结包膜外侵犯，瘤床可单独提升剂量至66Gy。

- **危及器官限量同口腔癌**

【靶区勾画示例】

67 岁男性,诊断:下咽鳞状细胞癌 $cT_4N_0M_0$ Ⅳa 期(AJCC 第八版)。累及范围:右侧梨状窝、右侧会厌软骨、右侧杓会厌皱襞、咽缩肌,下达声带水平,累及右侧甲状软骨板、杓状软骨、环状软骨后区。

靶区勾画定义

标准命名		勾画建议
GTVp		包含查体、影像、内镜可见肿瘤
CTV1		GTVp 外放 1cm,遇空腔、骨质适当修回并包括双颈部 Ⅱ、Ⅲ,收皮下 3mm
CTV2		双颈部Ⅳa 区,收皮下 3mm
PTVp、PTV1、PTV2		分别为 GTVp、CTV1、CTV2 三维外扩 3mm,内收皮下 3mm

靶区剂量: 95% PTVp: 69.96Gy/2Gy/33f; 95% PTV1: 60.06Gy/1.82Gy/33f; 95% PTV2: 50.96Gy/1.82Gy/28f。

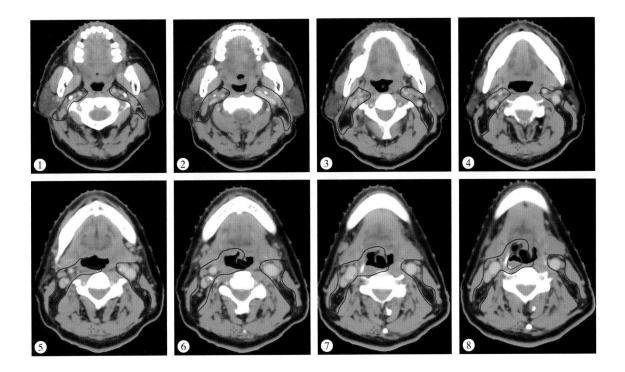

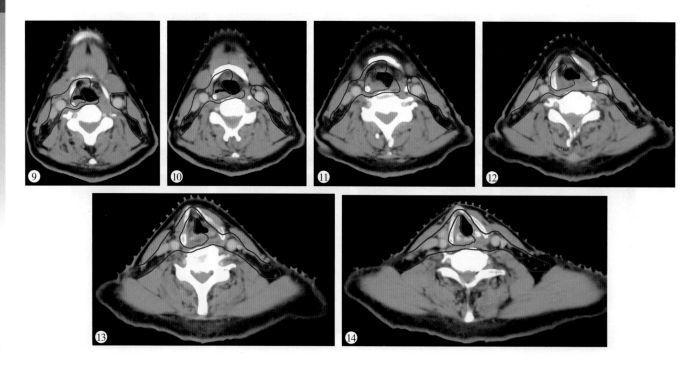

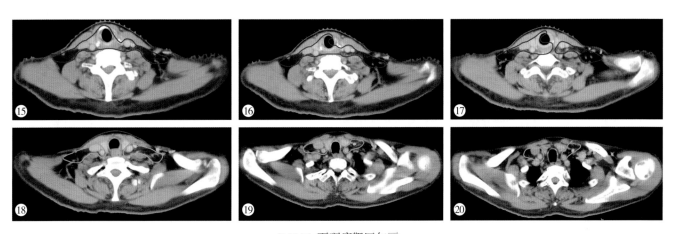

cT$_4$N$_0$M$_0$ 下咽癌靶区勾画。

喉癌

【放疗适应证】

扫码听讲解

- **根治性放射治疗指征**

1. $T_{1\sim2}N_0$，特定 T_3N_0，拒绝手术或存在手术禁忌的原位癌患者可行单纯根治性放疗。

2. T_3、拒绝接受手术的特定 T_4，$N_{0\sim3}$ 期喉癌患者。

3. 低分化癌或未分化癌。

4. 可手术中晚期患者经诱导化疗肿瘤达到 CR 或消退良好。

- **术后放射治疗指征**

1. 切缘阳性或近切缘。

2. 淋巴结包膜受侵。

3. 术后病理证实分期为 T_4 或 $N_{2\sim3}$。

4. N_1 患者可考虑行放疗。

5. 神经侵犯及脉管癌栓。

6. 病理为低分化或分化差的癌。

- **气管造瘘口需包括在照射野内进行照射的指征**

1. 病变侵及声门下区。
2. 术前行紧急气管切开术者。
3. 颈部软组织受侵(包括淋巴结包膜外受侵)。
4. 气管切缘阳性或安全界不够。
5. 手术切痕通过造瘘口。

【放疗定位】

- **定位前准备**

1. 完善口腔牙齿处理,营养状态评估。
2. 纤维内镜评估有无上消化道第二原发癌。
3. 了解有无 CT 对比剂过敏,签署增强 CT 知情同意书。

- **体位及固定方式**

常规体位:仰卧位,头颈肩发泡胶 / 头枕 + 热塑膜固定。

- **扫描方式及范围**

CT 平扫 + 增强(除非有明确禁忌证的患者可选择 CT 平扫)、层厚 2~3mm。

范围:颅顶—隆突。

- **影像融合要求**

融合放疗前 PET-CT/MRI/CT,提高勾画准确性。

扫码听讲解

【根治性放疗靶区勾画】

- **不同模式喉癌放疗靶区勾画定义**

定义靶区	中国医学科学院肿瘤医院模式	国际指南	推荐剂量
原发病灶/瘤床	GTVp/GTVtb	GTVp/GTVtb	70Gy/66Gy
发病灶直接生长外侵高危范围	统一定义为 GTVp+10mm	分别定义为 CTVp1=GTVp+5mm,CTVp2=GTVp+10mm	
阳性淋巴结	GTVnd	GTVn	70Gy
高危预防区 CTV1	GTVp+10mm、阳性淋巴结所在的淋巴引流区、下一站淋巴引流亚区	CTVp1(GTVp+5mm)+CTVn1(阳性淋巴结所在的淋巴引流区);无下一站淋巴引流亚区	60Gy
低危预防区 CTV2	CTV1 的下一站淋巴引流亚区(针对Ⅰb、Ⅴ区等特殊区域均有特殊说明)	CTVp2(GTVp+10mm/头脚方向15mm)+CTVn2(定义复杂,照射范围较广,具体可参考文献)	50Gy

- **靶区勾画定义**

标准命名	解释	勾画建议
GTV	原发肿瘤	原发肿瘤 GTVp 原发肿瘤术后瘤床 GTVtb 转移淋巴结 GTVnd
CTV1	高危预防区	原发肿瘤以及相应肿瘤外侵高危区、累及层面高危淋巴引流亚区＋下一站淋巴引流亚区（例如Ⅱ区淋巴结转移，则Ⅱ＋Ⅲ区为 CTV1）
CTV2	低危预防区	CTV1 下一站淋巴引流区，例如Ⅱ区淋巴结转移，则Ⅱ＋Ⅲ区为 CTV1，Ⅳa 为 CTV2

1. GTVp、GTVn 分别为查体、影像及内镜可见的肿瘤原发灶及转移淋巴结。

2. 原发肿瘤以及相应肿瘤外侵高危区定义为在肿瘤（GTVp）直接生长通路上外放 10mm（也可参照国际指南，"5mm+5mm"原则），并排除空腔及骨性结构。具体如下。

（1）声门型喉癌

T_1

横断面：包括声门旁间隙，前联合（声带前部肿瘤），对侧声带的前部（累及前联合肿瘤），杓状软骨声带突（声带后部肿瘤）。

冠状面：包括声带的声门上、下面。

T₂

横断面：包括声门旁间隙，前联合，对侧声带的前部（累及前联合肿瘤），杓状软骨声带突（声带后部肿瘤），可包括甲状软骨，但除外环状软骨和气腔。

冠状面：包括声门下区的上半部分，同侧喉室和声门上区下半部分的黏膜。

T₃

横断面：包括邻近 GTV 的部分甲状软骨，通常也包括下方的环状软骨，前方的会厌前间隙，后外方的梨状窝内侧壁；若未累及甲状软骨则一般不超出甲状软骨之外；不应包括咽后壁。

T₄

包括邻近 GTV 的部分甲状软骨，下方的环状软骨，前方的会厌前间隙；通常会超出甲状软骨，但未累及舌骨下肌则不超出肌肉；若累及舌骨下肌，则与颈部 CTV Ⅲ 区及Ⅵa 区部分重叠；可包括部分甲状腺。除非受累，否则不包括骨性结构如椎体和舌骨。对于累及椎前间隙（T₄ᵦ）的肿瘤，可延伸到椎体内。

（2）声门上喉癌

T₁

包括会厌前间隙和喉旁间隙，但不包括甲状软骨和气腔。

喉室肿瘤：延伸至声门区。

杓会厌皱襞和舌骨上会厌肿瘤：可以延伸至会厌谷。

杓间区黏膜肿瘤:建议不包咽后壁。

T$_2$

包括会厌前间隙,喉旁间隙,甲状软骨,但不包括舌骨下肌和气腔。

喉室肿瘤:延伸至声门区。

杓会厌皱襞和舌骨上会厌肿瘤:可延伸至会厌谷。

杓间区黏膜肿瘤:建议不包咽后壁。

T$_3$

包括邻近 GTVp 的部分甲状软骨和会厌前间隙;若未累及甲状软骨则一般不超出甲状软骨之外;可能会延伸至口咽,如会厌舌面和会厌谷。可包括环状软骨后区,但不应包括咽后壁。

T$_4$

包括邻近 GTV 的部分甲状软骨和会厌前间隙;通常会延伸至甲状软骨之外,但未累及舌骨下肌则不超出这些肌肉;若累及舌骨下肌,则与颈部 CTV Ⅲ 区或 Ⅵa 区部分重叠;可包括部分甲状腺。

对于累及椎前间隙(T$_{4b}$)的肿瘤,可延伸到椎体内。

(3)声门下喉癌

T$_1$

除外甲状软骨和气腔。

下界至环状软骨上缘下 2mm。

T_2

包括但不超出环状软骨和下段甲状软骨；包括声门及上段气管黏膜。

T_3

包括邻近 GTVp 的部分甲状软骨、环状软骨和环甲肌，但不超出软骨。不包括咽后壁和颈段食管。

T_4

包括邻近 GTV 的部分甲状软骨和环状软骨；通常会延伸至甲状和环状软骨之外，但未累及舌骨下肌则不超出这些肌肉；若侵犯范围超出舌骨下肌，则包括部分甲状腺，且与颈部 CTV Ⅲ、Ⅳa、Ⅵa 或 Ⅵb 区部分重叠。对于累及椎前间隙（T_{4b}）的肿瘤，可延伸到椎体内。

3. CTV1 除了定义的原发肿瘤以及相应肿瘤外侵高危区，还需要包括累及层面高危淋巴引流亚区＋下一站淋巴引流亚区，勾画基于以下原则。

（1）喉癌主要淋巴引流区为同侧颈部 Ⅱ～Ⅳa 区。

（2）若出现以下情形之一，建议 Ⅰb 区照射：颈部接受非颈部清扫的不规则手术；Ⅱa 区转移淋巴结大于 2cm 或淋巴结包膜不完整或多个淋巴结转移。

（3）若出现以下情形之一，建议 Ⅴ区淋巴结预防照射：Ⅱ区淋巴结大范围受侵；N_3 病变；肿瘤直接累及口咽。

4. 靶区勾画完成后的 PTV 生成应充分考虑器官的内运动和本单位治疗师的摆位水平，本图谱根据本中心测定数据建议 CTV 三维外放 3mm 成为相应的计划靶区。

【放疗的剂量和分割】

喉癌根治性放疗

结构名称	剂量学参数	目标	可接受	备注
PTVp/PTVn	$D_{95\%}$	≥ 69.96Gy	≤ 107%	33f
PTV1	$D_{95\%}$	≥ 60.06Gy	≤ 107%	33f
PTV2	$D_{95\%}$	≥ 50.96Gy	≤ 107%	28f

- **喉癌术后辅助放疗**

结构名称	剂量学参数	目标	可接受	备注
PTVtb	$D_{95\%}$	66Gy	≤ 107%	33f
PTV1	$D_{95\%}$	≥ 60.06Gy	≤ 107%	33f
PTV2	$D_{95\%}$	≥ 50.96Gy	≤ 107%	28f

注: 若切缘阳性、淋巴结包膜外侵犯,瘤床可单独提升剂量至66Gy。

- **危及器官限量同口腔癌**

【靶区勾画示例】

60 岁男性,诊断:声门型喉低分化鳞癌 pT$_2$N$_0$M$_0$ Ⅱ期(AJCC 第八版)。累及范围:左侧声带、声门下。治疗史:支撑喉镜下病损切除术(近切缘)。

靶区勾画定义

标准命名		勾画建议
GTVtb		术前肿瘤所在范围及瘤床区
CTV1		GTVtb 外放 1cm,遇空腔、骨质适当修回并包括双颈部部分 Ⅱ、Ⅲ、Ⅳa 区,内收皮下 3mm
PTVtb、PTV1		GTVtb、CTV1 三维外扩 3mm,内收皮下 3mm

靶区剂量:95% PTVtb:66Gy/2Gy/33f;95% PTV1:60.06Gy/1.82Gy/33f。

pT₂N₀M₀声门型喉癌靶区勾画

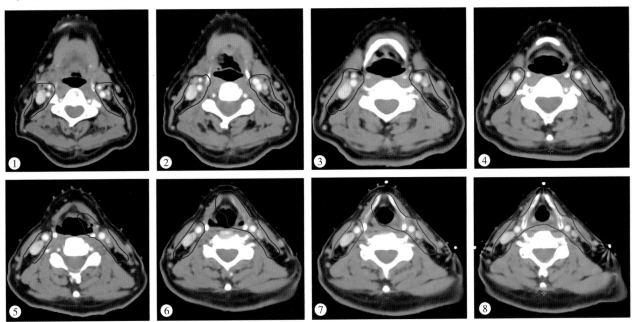

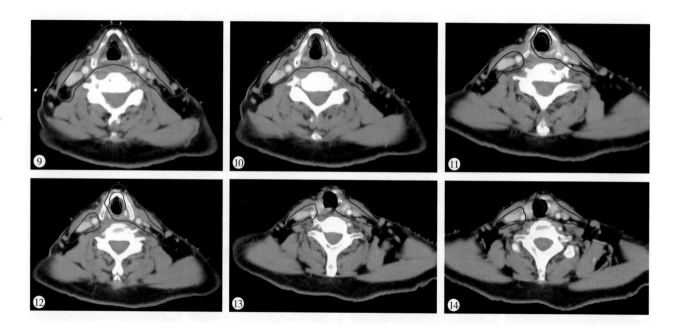

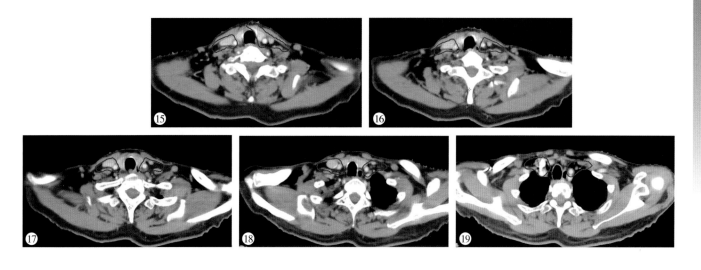

涎腺肿瘤

【放疗适应证】

● 术后辅助放疗

术后病理具备以下危险因素：$pT_{3\sim4}$，手术安全边界不足或近切缘（<5mm），肿瘤残留，淋巴结转移或包膜受累，神经（解剖学可命名）侵犯，脉管癌栓，腺样囊性癌，中高级别肿瘤，术后局部复发的肿瘤二次术后需要辅助放疗。

● 根治性放疗

1. 拒绝或不能耐受手术的各期涎腺肿瘤患者。

2. 病灶侵犯范围广，无法完成 R0 手术的患者。

【放疗定位】

● 定位前准备

1. 完善口腔牙齿处理，营养状态评估。

2. 了解有无 CT 对比剂过敏，签署增强 CT 知情同意书。

3. 详细体格检查，评估术后面神经受损。

- **体位及固定方式**

常规体位：仰卧位，头颈肩发泡胶／头枕＋热塑膜固定。

- **扫描方式及范围**

CT 平扫＋增强（除非有明确禁忌证的患者可选择 CT 平扫）、层厚 2~3mm。

范围：颅顶至气管分叉。

- **影像融合要求**

融合放疗前 PET-CT/MRI/CT，提高勾画准确性。

扫码听讲解

【根治性放疗靶区勾画】

靶区勾画定义。

标准命名	解释	勾画建议
GTV	原发肿瘤	分为原发肿瘤的 GTVp 及转移淋巴结 GTVnd
CTV1	高危预防区	GTVp 以及相应肿瘤外侵高危范围＋阳性淋巴结区域及下一站引流区（例：Ⅱ区淋巴结转移，则 CTV1 包括Ⅱ、Ⅲ区）
CTV2	低危预防区	CTV1 下一站同侧下颈、对侧颈部淋巴引流区

1. GTVp、GTVn 分别为查体、影像及内镜可见的肿瘤原发灶及转移淋巴结。

2. CTV1：包括 GTV 适当外放一定距离（1~1.5cm）、病变所在涎腺区及阳性淋巴结区域 + 下一站引流区。（例：Ⅱ区淋巴结转移，则 CTV1 包括Ⅱ、Ⅲ区。）

3. CTV2：CTV1 下一站同侧下颈、对侧颈部淋巴引流区。（涎腺肿瘤主要淋巴引流区：淋巴结转移患者需照射同侧颈部Ⅰ~Ⅳ区；病理类型为高度恶性、原发灶接近或过中线的舌下腺及颌下腺肿瘤，预防照射对侧Ⅰ~Ⅲ区。N_0 患者预防照射同侧Ⅰ~Ⅲ区。）

4. PTV 生成应充分考虑器官的内运动和本单位治疗师的摆位水平，本图谱根据本中心测定数据建议 CTV 三维外放 3mm 成为相应的计划靶区。

【术后辅助放疗靶区勾画】

1. GTVtb 为原发肿瘤术后瘤床（淋巴结明显包膜外侵犯需考虑给 GTVtbn）。包括术前原发灶所在位置，以及部分皮瓣吻合处，安全边界不够处。

注意：①不建议包括全部皮瓣，术后出现的血清肿是否需要纳入瘤床需谨慎考虑；②所有患者靶区勾画推荐进行术前和术后 CT 融合的基础勾画并根据手术后的解剖学变化进行必要的修饰。

2. CTV 区域的勾画基本同术前定义原则。

- **根治、术后靶区 CTV 具体勾画原则。**

1. 腮腺肿瘤

（1）腮腺浅叶病灶：CTV1 包括全部腮腺至茎突水平。CTV1 前界在咬肌前缘，后界位于乳突后缘。

(2)腮腺深叶病灶：CTV1 包括全部腮腺、咽旁间隙,向上至颅底层面包含茎乳孔。CTV1 前界在咬肌前缘,上界位于颅底,下界置于舌骨下缘,后界位于乳突后缘。

(3)面神经受侵,CTV1 包括颞骨岩部的面神经管走行至内耳门。

(4)N_0 患者预防照射同侧 Ⅱ~ Ⅲ区。

(5)淋巴结转移患者可考虑包括同侧阳性淋巴结区 + 邻近区(通常为 Ⅰb~Ⅲ区)。

(6)术后患者手术瘢痕须考虑在靶区内。

2. 颌下腺 / 舌下腺肿瘤

(1)CTV1 包括原发肿瘤外放 1~1.5cm、整个涎腺区域及阳性淋巴结区域 + 下一站引流区。如果下颌骨受累,受累区域 +1.5~2cm 外扩边界。

(2)N_0 患者预防照射同侧 Ⅰb~Ⅲ区。

(3)淋巴结转移患者需包括同侧阳性淋巴结区 + 邻近区(通常为 Ⅰb~Ⅳ区)。

(4)术后患者手术瘢痕须考虑在靶区内。

3. 小涎腺肿瘤

(1)CTV1 包括原发肿瘤外放 1~1.5cm、整个涎腺及阳性淋巴结区域 + 下一站引流区。

(2)N_0 患者预防照射同侧 Ⅰb~Ⅲ区。

(3)淋巴结转移患者需包括同侧阳性淋巴结区 + 邻近区(通常为 Ⅰb~Ⅳ区);如果 Ⅰ区淋巴结阳性,需包括对侧 Ⅰ、Ⅱ区;如果 Ⅱ区淋巴结阳性,需包括Ⅶb 区;如果 Ⅱb、Ⅳ区淋巴结阳性,需包括 Ⅴ区。原发灶过中线或近中线(<1cm),

可考虑包括双侧Ⅰb~Ⅲ区。

(4)如果有命名的神经受累,通常沿神经行径追踪至颅底。

注意:对于腺样囊性癌(ACC)还需注意神经受累,CTV1额外包括范围如下。

如果舌神经(CN V_3 分支)受累,CTV1须向上包括卵圆孔。

如果下牙槽神经(CN V_3 分支)受累,CTV1须向上包括卵圆孔,下端须包括下牙槽神经孔和颏孔。

如果舌下神经受累,CTV1须向上包括舌下神经管。

CN V_3 近端受累,CTV1须向上包括海绵窦和Meckel's腔。

部分神经侵犯较明显的ACC患者,需考虑神经交通支的勾画,例如,三叉神经和面神经三个分支:岩大神经、耳颞神经、鼓索。

【放疗的剂量和分割】

● 涎腺肿瘤根治性放疗

结构名称	剂量学参数	目标	可接受	备注
PTVp/PGTVnd	$D_{95\%}$	≥ 69.96Gy	≤ 107%	33f
PTV1	$D_{95\%}$	≥ 60.06Gy	≤ 107%	33f
PTV2	$D_{95\%}$	≥ 50.96Gy	≤ 107%	28f

- **涎腺肿瘤术后辅助放疗**

结构名称	剂量学参数	目标	可接受	备注
PGTVtb	$D_{95\%}$	≥ 66Gy	≤ 107%	33f
PTV1	$D_{95\%}$	≥ 60.06Gy	≤ 107%	33f
PTV2	$D_{95\%}$	≥ 50.96Gy	≤ 107%	28f

注:若切缘阳性、淋巴结包膜外侵犯,瘤床可单独提升剂量至 66Gy。

- **危及器官限量同口腔癌**

【 靶区勾画示例 】

- **腮腺黏液表皮样癌术后放疗示例**

35 岁男性,诊断:左侧腮腺高级别黏液表皮样癌,肿瘤位于左侧腮腺深叶,面神经周围,行左侧腮腺全切除 + 左颈 I、II、III 区淋巴结清扫 + 面神经解剖术,术中面神经、颈面干、颞面干考虑癌巢浸润,深叶组织有肿瘤浸润,扩大切除肿瘤,淋巴结未见癌,术后分期:pT_4N_0,拟行术后辅助放疗。

靶区勾画:GTVtb(红色线)包含术前肿瘤侵犯范围。CTV1(蓝色线)在 GTVtb 基础上外放 1cm,包括内耳门(面神经出颅处)、部分咽旁间隙、颞骨岩部、茎乳孔、手术区域及同侧 I b、II、III 区淋巴引流区。PTVtb 为 GTVtb 三维外扩 3mm,PTV1 为 CTV1 三维外扩 3mm。处方剂量:95% PTVtb 66Gy/2.0Gy/33f,95% PTV1 60.06Gy/1.82Gy/33f。

79

pT$_4$N$_0$M$_0$ 左腮腺高级别黏液表皮样癌靶区勾画

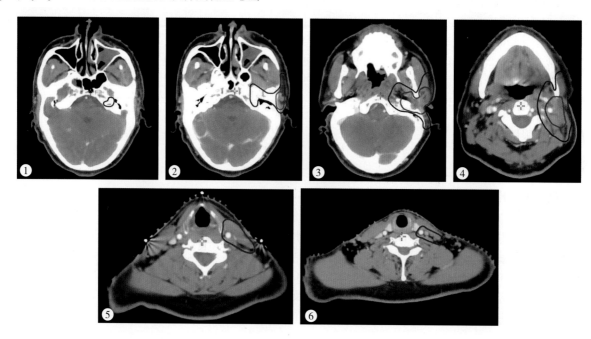

- **pT₄ₐN₀M₀ 舌下腺中级别黏液表皮样癌靶区勾画示例**

50 岁男性,诊断:舌下腺中级别黏液表皮样癌术后,$pT_{4a}N_0M_0$ ⅣA 期。肿瘤最大径 5cm,肿瘤累及周围横纹肌组织,下颌骨见肿瘤浸润,未见脉管癌栓及神经侵犯;颏下、颌下淋巴结 0/4。

靶区勾画:GTVtb(红色线)包含术前肿瘤侵犯范围。CTV1(蓝色线)在 GTVtb 基础上外放 1cm,并包括部分受侵下颌骨,双侧颈部Ⅰb,患侧Ⅱ、Ⅲ区淋巴引流区,内收皮下 3mm,PTVtb 为 GTVtb 三维外扩 3mm,PTV1 为 CTV1 三维外放 3mm,内收皮下 3mm。处方剂量:95% PTVtb 66Gy/2.0Gy/33f,95% PTV1 60.06Gy/1.82Gy/33f。

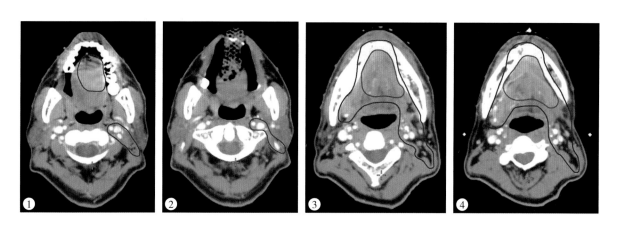

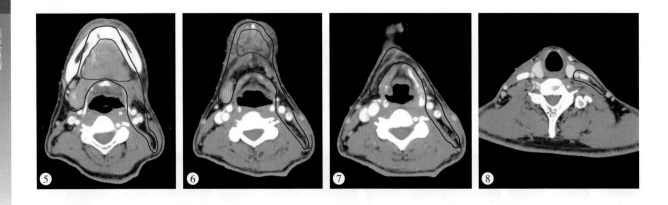

脑胶质瘤

【放疗适应证】

● 高级别脑胶质瘤

高级别胶质瘤包括：胶质母细胞瘤；WHO 3 级少突胶质瘤（*IDH* 突变，1p/19q 共缺失）；WHO 3 级或 4 级 *IDH* 突变星形细胞瘤。

1. 辅助放疗适应证

对于高级别胶质瘤(WHO 3/4级),不论手术切除情况,术后均应行放疗。不同类别患者术后辅助治疗推荐如下。

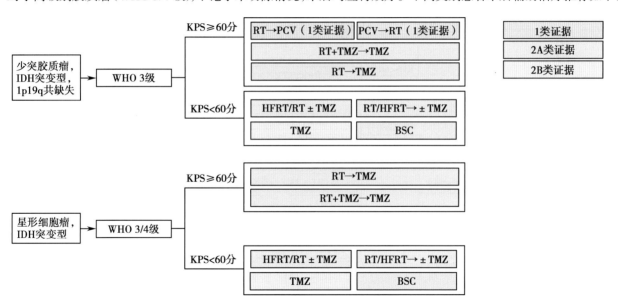

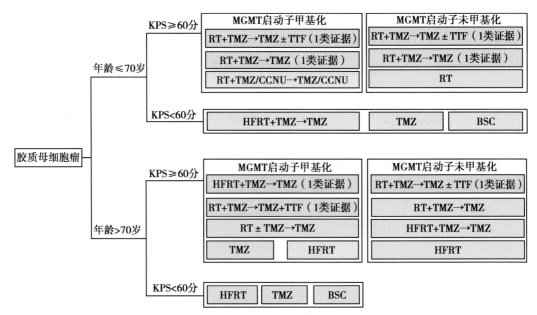

PCV. 丙卡巴肼 + 洛莫司汀 + 长春新碱；TMZ. 替莫唑胺；HFRT. 大分割放疗；
BSC. 姑息 / 最佳支持治疗；TTF. 交变电场治疗；CCNU. 洛莫司汀。

2. 高姑息放疗

对于全身功能状态差的患者(KPS 评分 <60 分),放疗可作为姑息治疗手段。

3. 再程放疗

原发灶复发者,再程放疗可作为挽救性治疗选择。

4. 放疗禁忌证

(1)肿瘤足量照射后短期内复发者。

(2)伴有严重颅内高压,且未采取有效减压措施者。

- **低级别脑胶质瘤**

低级别胶质瘤包括Ⅰ、Ⅱ级胶质瘤,主要指弥漫性星形细胞瘤、少突胶质细胞瘤、少突星形胶质细胞瘤三种,还包括少数特殊类型,如多形性黄色瘤型星形细胞瘤、毛细胞黏液型星形细胞瘤、第三脑室脊索瘤样胶质瘤和室管膜瘤等。

辅助放疗适应证

胶质瘤治疗以手术切除肿瘤为主,低级别胶质细胞瘤根据有无术后不良预后因素:年龄≥ 40 岁、组织诊断为星形细胞瘤、肿瘤最大直径≥ 6cm、肿瘤跨越中线、切除手术前存在神经功能障碍,分为低风险组(≤ 2 个上述不良预后因素)和高风险组(≥ 3 个上述不良预后因素)。

如果不具备以上所有危险因素可以考虑密切观察随访。高风险组则需要考虑尽早予以更为积极的治疗（放疗 ± 化疗）。

【放疗定位】

- **定位前准备**

1. 定位前尽量让患者剪短头发,避免放疗期间因头发导致的体位变化。

2. 留置针及签署 CT 增强知情同意书。

- **体位及固定方式**

仰卧位,双手置于身体两侧,选择合适角度的头枕(或选择发泡胶 / 真空垫),采用头颈肩固定面罩。

- **扫描方式及范围**

CT 平扫 + 增强(有明确禁忌证的患者可选择 CT 平扫)、层厚 2.5mm。

范围: 头顶到上颈部 2~3mm。

- **影像融合要求**

颅脑 MR,包括 T_1 平扫、T_1 增强、T_2、FLAIR 序列,采用 MRI/CT 图像融合技术以勾画靶区。

【术后辅助放疗靶区勾画】

● 不同模式高级别胶质瘤放疗靶区勾画定义

	EORTC 勾画原则	RTOG 勾画原则	
		第一阶段	第二阶段
GTV	MRI T_1 增强区和术腔,不包括水肿区	GTV1: 包括术后 MRI T_1 增强区、术腔和 MRI T_2/FLAIR 异常信号区	GTV2: 包括术后 MRI T_1 增强区和术腔
CTV	GTV 外扩 2cm,对于颅骨、脑室、大脑镰、小脑幕、视器、脑干等一些天然屏障区域外扩 0~0.5cm	CTV1: GTV1 外扩 2cm,天然屏障区域外扩 0~0.5cm	CTV2: GTV2 外扩 2cm,天然屏障区域外扩 0~0.5cm
PTV	外扩 0.3~0.5cm	CTV1 外扩 0.3~0.5cm	CTV2 外扩 0.3~0.5cm

扫码听讲解

● 高级别脑胶质瘤靶区勾画定义

标准命名	解释	勾画建议
GTVtb	瘤床	MRI T_1 增强区和术腔,不包括水肿区
CTV	高危预防区	GTV 外扩 2cm,对于颅骨、脑室、大脑镰、小脑幕、视器、脑干等一些天然屏障区域外扩 0~0.5cm
PTV	计划靶区	外扩 0.3~0.5cm

- **低级别脑胶质瘤靶区勾画定义**

标准命名	解释	勾画建议
GTV/GTVtb	术后瘤床及残留病灶	T_2 FLAIR 异常部分和 MRI T_1 增强区域
CTV	亚临床肿瘤靶区	GTV+1~2cm
PTV	计划靶区	CTV+0.3cm

注：参考 2020 年 NCCN 指南。

【危及器官勾画】

- **危及器官定义**

危及器官需勾画颞叶、脑干、脊髓、视交叉、视神经、晶体，必要时可勾画海马。

● 危及器官勾画

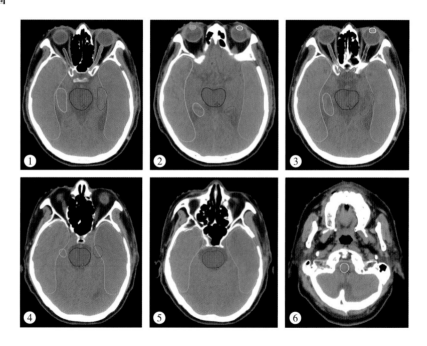

【术后辅助放疗的剂量和分割】

● 高级别脑胶质瘤

54~60Gy/1.8~2.0Gy/30f 是目前治疗高级别胶质瘤的标准剂量方案,目前我科采用放疗剂量为 60Gy/2.0Gy/30f,对于怀疑有残留的瘤床放疗剂量为 66Gy/2.2Gy/30f。对于体力状态差的患者或老年患者,应考虑行大分割加速放疗,目标在 2~4 周内完成治疗,经典放疗剂量为 34Gy/10f,40.05Gy/15f,对于不能耐受长时程放疗的老年或虚弱者且肿瘤较小的患者,可以采用 25Gy/5f 的短程放疗计划。

结构名称	剂量学参数	目标	可接受	分次
PTVtb	$D_{95\%}$	66Gy	$\leq$ 107%	30f
PTV	$D_{95\%}$	60Gy	$\leq$ 107%	30f

● 低级别脑胶质瘤

结构名称	剂量学参数	目标	备注
PTV	$D_{95\%}$	45~54Gy/1.8~2.0Gy	*IDH* 野生型需提高剂量至 59.4~60Gy

注:参考《脑胶质瘤诊疗指南(2022 版)》。

- **危及器官限量**

结构名称	剂量学参数	目标	可接受的变化
Brainstem	$D_{0.03cc}$	$\leqslant 54Gy$	$\leqslant 60Gy$
OpticChiasma	$D_{0.03cc}$	$\leqslant 54Gy$	$\leqslant 60Gy$
OpticNerve L/R	$D_{0.03cc}$	$\leqslant 54Gy$	$\leqslant 60Gy$
Lens L/R	$D_{0.03cc}$	$\leqslant 6Gy$	$\leqslant 15Gy$
EyeBalls	D_{mean}	$<35Gy$	$D_{0.03cc} \leqslant 50Gy$

注：参考 2019 年鼻咽癌危及器官剂量限制指南，但其实脑瘤的危及器官受量普遍满足安全要求。所以计划设计应该在安全限制范围内，尽量达到剂量最低。

【靶区勾画示例】

- **高级别脑胶质瘤术后放疗**

青年男性，诊断：胶质母细胞瘤，*IDH* 野生型，1p/19q 缺失，术后。

靶区勾画：GTVtb（红色线）：MRI T_1 增强区和术腔，不包括水肿区；CTV（绿色线）：GTV 外扩 2cm，对于颅骨、脑室、大脑镰、小脑幕、视器、脑干等一些天然屏障区域外扩 0~0.5cm；PTVtb/PTV 为 GTVtb/CTV 三维外扩 0.3cm。

术后辅助放疗剂量：95% PTVtb：66Gy/2.2Gy/30f；95% PTV：60Gy/2.2Gy/30f。

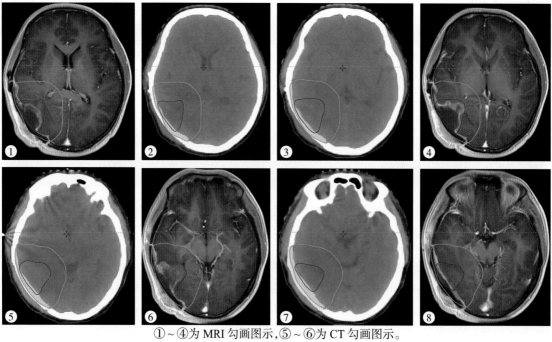

①～④为 MRI 勾画图示,⑤～⑥为 CT 勾画图示。

- **低级别脑胶质瘤术后放疗**

中年女性,诊断:少突胶质细胞瘤,*IDH* 突变伴 1p/19q 联合缺失型,术后。累及范围:左侧岛叶、左侧额叶、左侧颞叶。

1. 勾画定义及剂量

标准命名		本例具体勾画范围	剂量
GTVp/GTVtb		T_2 FLAIR 异常部分和 MRI T_1 增强区域	
PGTVp		GTV+0.3cm	$D_{95\%}$ 60Gy/30f
CTV		GTV+1cm	
PTV		CTV+0.3cm	$D_{95\%}$ 54Gy/30f

2. 危及器官受量及图谱

结构名称	剂量学参数	实际受量
Brainstem	$D_{0.03cc}$	58.46Gy
OpticChiasma	$D_{0.03cc}$	57.62Gy
OpticNerve L/R	$D_{0.03cc}$	56.5Gy/36.46Gy
Lens L/R	$D_{0.03cc}$	8.4Gy/7.3Gy
EyeBalls L/R	D_{mean}	20.15Gy/12.88Gy

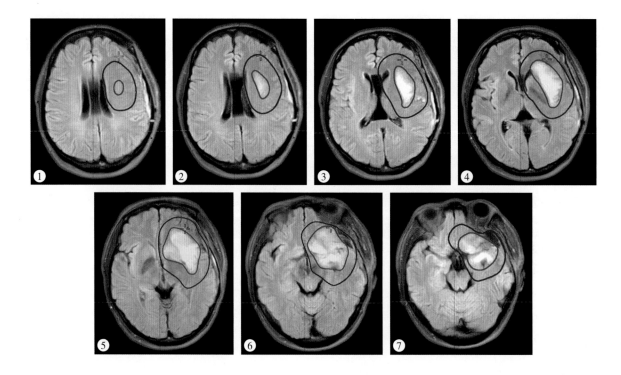

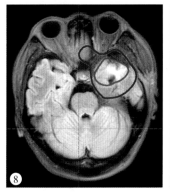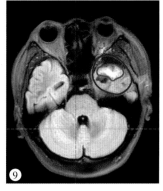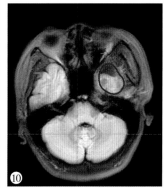

非小细胞肺癌

【放疗适应证】

● 早期非小细胞肺癌（NSCLC）

1. 因高龄、肺功能差或合并严重系统性疾病无法行手术以及拒绝接受手术治疗的早期 NSCLC，以及一侧肺切除、另一侧肺出现的第二原发早期 NSCLC，均可作为体部立体定向放疗（stereotactic body radiationtherapy，SBRT）或立体定向消融放疗（stereotactic ablative radiotherapy，SABR）的适应证。

2. 临床分期为 $T_1N_0M_0$ 或 $T_2N_0M_0$（肿瘤大小 ≤ 5cm），或部分 T_3（仅有胸壁侵犯）（肿瘤大小 ≤ 5cm）。

3. 对于不能施行或拒绝接受病理诊断的临床早期肺癌，属于下列情况，可考虑进行 SBRT。

（1）明确的临床影像学诊断（病灶在长期随访过程中进行性增大，或磨玻璃影的密度增高、实性成分比例增大或伴有血管穿行及边缘毛刺样改变等恶性特征）；至少两种影像检查（如胸部增强 +1~3mm 薄层 CT 和全身 PET-CT 提示恶性）。

(2)经肺癌多学科讨论确定。

(3)患者及家属充分知情同意。

4. SBRT 在年龄、Charlson 评分、慢性阻塞性肺疾病(COPD)、治疗前肺功能方面没有绝对禁忌证。然而,ECOG 评分≥ 3 分和最低预期寿命 <1 年的患者为治疗相对禁忌证。

- **局部晚期 NSCLC**

1. 根治性放疗:不可切除的 III 期 NSCLC,包括无法行完全切除的 III A 以及 III B 期和 III C 期。

2. 术后辅助放疗:R1、R2 切除的 II、III 期 NSCLC〔国际肺癌研究协会(IASLC)第 8 版肺癌 TNM 分期〕。N_2 术后的 NSCLC 放疗已证实无生存获益,但有高危因素患者建议多学科讨论是否行辅助放疗。如:淋巴结清扫个数不够、包膜外侵犯、淋巴结转移个数 >4 个、淋巴结转移比率 >50% 和最高站纵隔淋巴结阳性等,建议辅助放疗。术后放疗最佳适宜人群需要更多研究进一步证实。

3. 术前新辅助放疗:肺上沟瘤切除难度大者。

- **晚期 NSCLC**

1. 高姑息放疗:寡转移 IV 期的残存原发灶和 / 或寡转移灶。

2. 姑息减症放疗:脑转移、骨转移等。

本书仅包括早期 NSCLC、局部晚期 NSCLC 的根治性和术后辅助放疗。

【放疗定位】

定位前准备

1. 对于准备接受单纯根治性放疗及放化疗的 NSCLC 患者,胸部增强 CT 为必需项目(除非存在禁忌证),强烈推荐全身 PET-CT 检查。

2. 若影像学上出现淋巴结增大(CT 上短径 ≥ 1cm)或 PET-CT 上出现局灶性摄取增高,推荐行淋巴结穿刺活检。

3. 对于有肺内病灶的患者,有条件的情况下,4D-CT 模拟是首选的定位技术,定位前应进行呼吸训练。

4. 行机器人放射外科手术系统治疗的患者,应行 CT 引导下穿刺金标植入以行肿瘤追踪,出现气胸的患者 1~2 周后复查气胸完全消失后再行定位。

5. 评估患者的呼吸、疼痛、是否咳嗽等状况,选择合适的固定装置或进行干预。

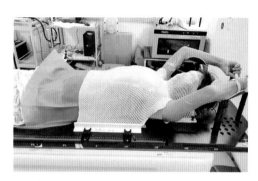

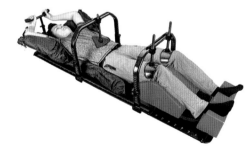

● 体位及固定方式

1. 常规体位:仰卧位,体架或真空袋 + 体膜固定。

2. 进行 SBRT 治疗定位时,可采用腹压板或者呼吸感受器控制或采集呼吸动度,如有条件,可采用立体定位放疗架固定。

3. 特殊情况:如患者存在脊柱弯曲等,可真空袋结合热塑膜进行调整。

● **扫描方式及范围**

1. 早期 NSCLC 的 SBRT

(1)CT 平扫 + 增强(周围型病变或者有明确禁忌证的患者可选择 CT 平扫)、层厚 ≤ 3mm;4D-CT 扫描评估呼吸运动,10 个呼吸时相重建。

(2)范围:环甲膜至 L_2 下缘,应包括全部的肺组织。

2. 局部晚期 NSCLC 的放疗

(1)根治性放疗:CT 平扫 + 增强(周围型病变或者有明确禁忌证的患者可选择 CT 平扫)、层厚 5mm;4D-CT 扫描评估呼吸运动,10 个呼吸时相重建。

(2)术后辅助放疗:CT 平扫 + 增强(有明确禁忌证的患者可选择 CT 平扫)、层厚 5mm。

(3)范围:环甲膜至 L_2 下缘,上缘可根据锁骨上淋巴结转移情况进行范围调整,下界包括全部的肺组织。

● **影像融合要求**

1. 推荐使用 PET-CT,体位应与定位时患者体位一致。

2. 对于合并肺不张或存在胸壁浸润、肺上沟肿瘤或脊髓旁肿瘤的,建议融合 MRI 图像。

3. 图像需与定位 CT 关联后一起导入治疗计划系统。在开始靶区勾画前,图像的配准质量质控应在医师及物理师的配合下完成。

【靶区勾画及示例】

早期 NSCLC 的 SBRT

1. 靶区勾画定义

标准命名	解释	勾画建议
GTV	大体肿瘤靶体积	定位 CT 肺窗（W=1 600,L=-600）上勾画,注意包括细短毛刺,如紧邻纵隔或胸壁等组织,需结合纵隔窗（W=400,L=20）确定边界
ITV	内部肿瘤靶区	十个时相上勾画 GTV 融合,或 Average 上勾画,十个时相图像上进行修正
PGTV	计划靶区	ITV 三维外扩 0.5cm（根据各放疗中心的具体情况适当外扩）

2. 示例

例 1　周围型早期 NSCLC 的靶区

68 岁男性,PET-CT 检查发现右肺下叶背段约 2.4cm × 2.2cm × 1.4cm 结节,侵犯右侧斜裂胸膜,SUV_{max}=7.1g/ml,肺门及纵隔未见转移淋巴结。穿刺病理:右肺下叶背段鳞癌,分期 $pT_{2a}N_0M_0$ ⅠB 期。拟行肺癌 SBRT 治疗,处方剂量:95% PGTV:60Gy/7.5Gy/8f。实际计划的靶区及危及器官（OAR）的剂量体积直方图（DVH）数据如下。

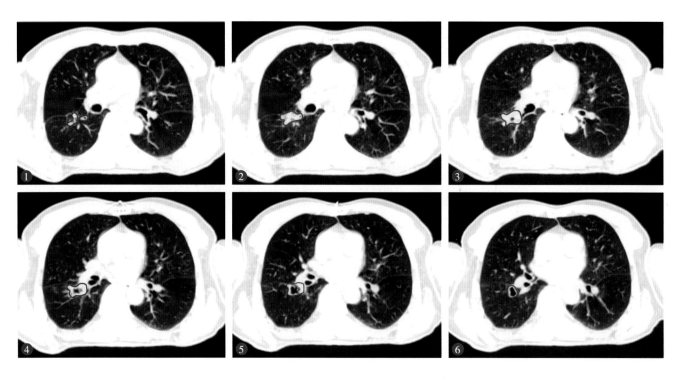

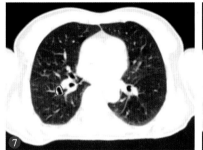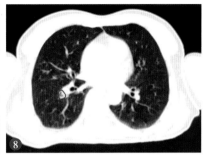

红色为 GTV。

实际靶区剂量及 OAR 受量

ROI	剂量学参数	限量	实际受量
PGTV	V_{95}	95%	95.37%
	$D_{95\%}$	60Gy/7.5Gy/8f	60Gy/7.5Gy/8f
双肺	V_5	≤ 30%	31.73%
	V_{10}	≤ 17%	16.23%
	V_{20}	≤ 12%	5.58%
	D_{mean}	≤ 6Gy	6.07Gy

(续)

ROI	剂量学参数	限量	实际受量
心脏	V_{40}	$\leqslant$ 1cc	0cc
	D_{max}	$\leqslant$ 45Gy	17.31Gy
脊髓	V_{20}	$\leqslant$ 1cc	0cc
	D_{max}	25Gy	11.54Gy
食管	V_{30}	$\leqslant$ 1cc	0cc
	D_{max}	35Gy	10.22Gy
胸壁	V_{30}	$\leqslant$ 30cc	—
肋骨	V_{40}	$\leqslant$ 1cc	—
大血管	V_{40}	$\leqslant$ 1cc	—
支气管树	V_{50}	$\leqslant$ 5cc	0.06cc
	D_{max}	56Gy	55.34Gy

注: ROI. 感兴趣区域。

例 2　中央型早期 NSCLC 的靶区

63 岁男性,左肺上叶腺癌,$cT_{2b}N_0M_0$　ⅡA 期(IASLC 第 8 版),行 4 周期免疫联合化疗后 SDa,累及范围:(支气管镜)左上叶尖后段开口新生物。予 SBRT,处方剂量:95% PGTV:60Gy/6Gy/10f。实际计划的靶区及 OAR 的 DVH 数据如下。

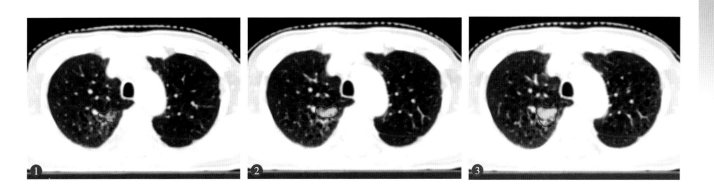

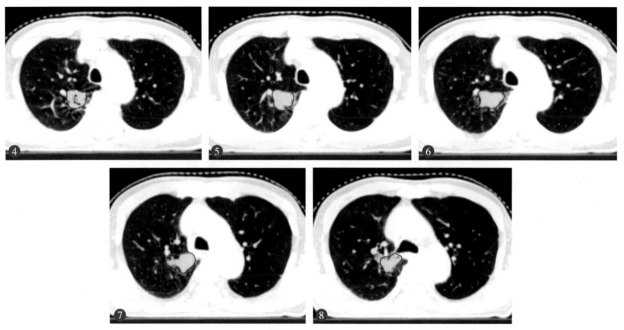

红色为 GTV。

实际靶区剂量及 OAR 受量

ROI	剂量学参数	限量	实际受量
PGTV	V_{95}	95%	95%
	$D_{95\%}$	60Gy/6Gy/10f	60Gy/6Gy/10f
双肺	V_5	$\leqslant 30\%$	25.5%
	V_{10}	$\leqslant 17\%$	15.9%
	V_{20}	$\leqslant 12\%$	10.0%
	D_{mean}	$\leqslant 6Gy$	5.9Gy
心脏	V_{40}	$\leqslant 1cc$	0cc
	D_{max}	$\leqslant 45Gy$	0.8Gy
脊髓	V_{20}	$\leqslant 1cc$	0cc
	D_{max}	25Gy	15.3Gy
食管	V_{30}	$\leqslant 1cc$	0cc
	D_{max}	35Gy	26.8Gy
大血管	V_{40}	$\leqslant 1cc$	6.95cc
支气管树	V_{35}	$\leqslant 1cc$	4.28cc

注: ROI. 感兴趣区域。

- **局部晚期 NSCLC 根治性放疗**

1. 靶区勾画定义

标准命名	解释	勾画建议
GTV	大体肿瘤靶区	肺组织内的肿瘤边界确定应在肺窗（W=1 600,L=−600）上勾画,侵及纵隔或胸壁的原发肿瘤应在纵隔窗（W=400,L=20）上勾画,合并肺不张建议融合 PET-CT 勾画,FDG 摄取增加区域以外的肺不张区域可被排除在 GTV 之外,诱导化疗后的 GTV 应以化疗后的 CT 图像为基础,参考化疗前的 CT 和 PET-CT
GTVnd	大体淋巴结靶区	根据化疗前的临床、病理和影像学信息,包括所有受累淋巴结,或淋巴结区域（淋巴结在化疗后影像学上已经完全消失）
CTV	临床靶区	原发肿瘤的 CTV 应该由 GTV 外扩 5~8mm 产生（通常鳞癌 6mm,腺癌 8mm）; 淋巴结 CTV 有两种选择:①勾画阳性淋巴结的区域,至少要包括 GTVnd 三维外放 5~8mm;② GTVnd 几何外扩 5~8mm。除此之外,可考虑选择性地将肺门和 / 或邻近淋巴结区域勾画在内,包括受累部位之间的非受累区域（特别是肺门）是可选择勾画的部分,其他的选择性淋巴结区域不建议勾画在 CTV 中; 并根据周围解剖结构适当修回,如遇到骨质及心脏时
PGTV	肿瘤计划靶区	GTV+GTVnd 三维外扩 0.5cm（根据各放疗中心的具体情况适当外扩）
PTV	计划靶区	CTV 三维外扩 0.5cm（根据各放疗中心的具体情况适当外扩）

2. 示例

局部晚期 NSCLC 根治性放疗靶区

56 岁男性,右肺上叶鳞癌,$cT_3N_3M_0$ ⅢC 期(IASLC 第 8 版),2 周期化疗后 PR,累及范围:右上叶前段肿物,大小约 6.1cm × 5cm × 3.53cm,右侧肺门及纵隔 4R、4L、5、7 区淋巴结转移。予胸部放疗同步 EP 方案化疗,靶区:GTV 为影像学可见肺内肿物,GTVnd 为影像学可见纵隔肿大淋巴结,CTV 为 GTV 外扩 6mm 以及淋巴结累及野,包括右肺门、4R、4L、5、7 区淋巴结区,PTV 为 CTV 三维外扩 0.5cm。处方剂量:95% PTV:60Gy/2Gy/30f。实际计划的靶区及 OAR 的 DVH 数据如下。

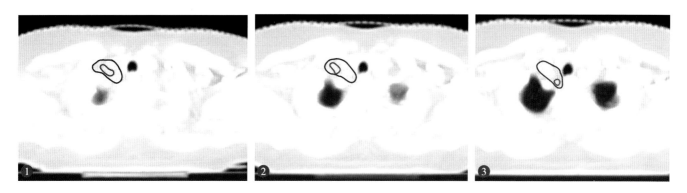

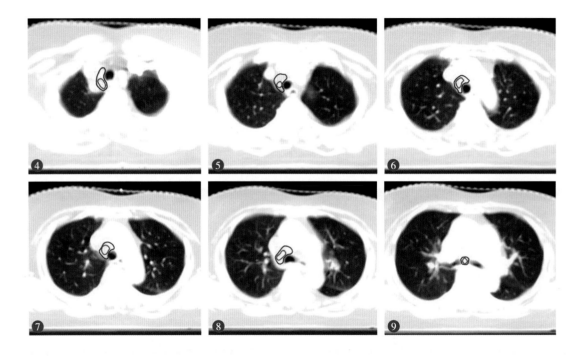

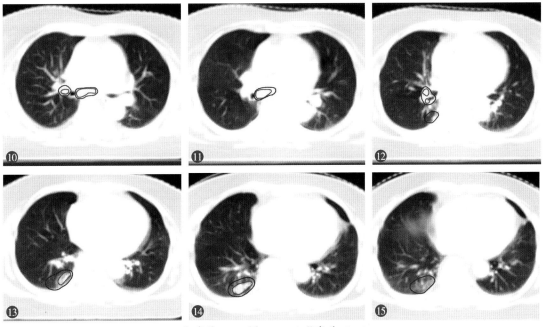

红色为 GTV 及 GTVnd,蓝色为 CTV。

实际靶区剂量及 OAR 受量

ROI	剂量学参数	限量	实际受量
PTV	V_{95}	95%	95%
	$D_{95\%}$	60Gy/30f	60Gy/30f
双肺	V_5	$\leqslant 60\%$	31.1%
	V_{20}	$\leqslant 28\%$	15.4%
	D_{mean}	$\leqslant 17Gy$	9Gy
心脏	V_{30}	$\leqslant 40\%$	13.2%
	V_{40}	$\leqslant 30\%$	9.6%
脊髓	D_{max}	40Gy	37.96Gy
食管	V_{50}	$\leqslant 50\%$	18.3%
	$V_{110\%}$	$\leqslant 0.03cc$	0cc

- **局部晚期 NSCLC 术后放疗**

1. 靶区勾画定义

标准命名	解释	勾画建议
GTVtb	残留靶区	对于 R1/R2 切除的患者,应结合影像学、金属标记和手术记录,勾画残留病灶、淋巴结包膜外受侵区域或阳性切缘在内的高危区域为 GTVtb,作为局部加量区
CTV	临床靶区	对于 R1/R2 切除的患者,CTV 按照根治性放疗的靶区原则,CTVp 为残留病灶的 GTVtb 外扩 0.5~0.8cm,CTVnd 为累及淋巴结区域; 对于 R0 切除的患者,CTV 包括术前阳性淋巴结累及的纵隔淋巴引流区、同侧肺门及同侧上纵隔淋巴结区,中央型病变包括支气管残端。即: 右肺癌术后:残端、2R、4R、7、10R 区 左肺癌术后:残端、2L、4L、5、(6)、7、10L 区
PTV	计划靶区	CTV 三维外扩 0.5cm(根据各放疗中心的具体情况适当外扩)

2. 示例　局部晚期 NSCLC 术后辅助放疗靶区

患者男性,53 岁,右肺下叶鳞癌,ypT$_{2a}$N$_2$M$_0$ ⅢA 期(IASLC 第 8 版),6 周期新辅助化疗 + 抗血管生成靶向治疗 + 免疫治疗后,右肺中下叶切除 + 系统性淋巴结清扫术后。累及范围:肿瘤最大径 3.5cm,累及右肺中间段支气管壁、右肺下叶叶支气管及肺实质,纵隔淋巴结 2/23(7 区 1/1,下叶肺内 1/5)。该患者虽然为 N₂ 术后患者,但对于新辅助后仍是 N₂ 的患者,根据多项回顾性研究的数据,属于复发高危患者,因而仍建议行术后辅助放疗,靶区范围:CTV 为右侧纵隔内淋巴引流区(2R、4R、7 区),包括右侧肺门及支气管残端,PTV 为 CTV 三维外扩 0.5cm,处方剂量:95% PTV:50Gy/2Gy/25f。实际计划的靶区及 OAR 的 DVH 数据如下。

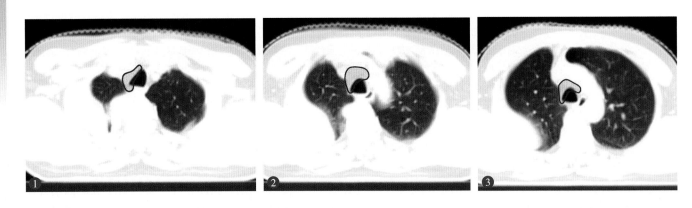

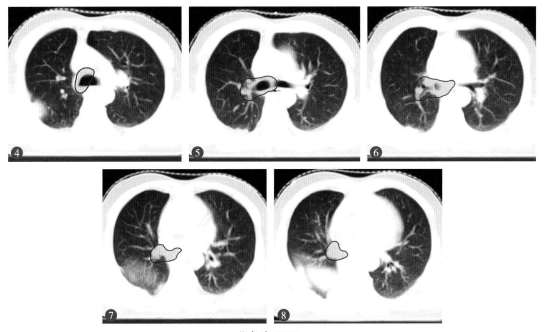

蓝色为 CTV。

实际靶区剂量及 OAR 受量

ROI	剂量学参数	限量	实际受量
PTV	V_{95}	95%	95%
	$D_{95\%}$	50Gy/25f	50Gy/25f
双肺	V_5	$\leqslant 50\%$	36.4%
	V_{20}	$\leqslant 23\%$	17.4%
	D_{mean}	$\leqslant 13Gy$	9.5Gy
心脏	V_{30}	$\leqslant 40\%$	10.8%
	V_{40}	$\leqslant 30\%$	6.7%
脊髓	D_{max}	40Gy	38.97Gy
食管	V_{50}	$\leqslant 50\%$	14.4%
	$V_{110\%}$	$\leqslant 0.03cc$	0cc

- **纵隔淋巴结分区的定义和示例（IASLC 淋巴结示例）**

1. 纵隔淋巴结分区定义

分区		上界	下界	前界	后界	其他
1 区 （锁骨上）		环状软骨下缘	双侧锁骨和胸骨切迹 （胸骨柄）上缘			左右以气管中线 分界
2 区 （上气管旁）	2R	肺尖和胸膜顶和胸骨 切迹上缘	无名静脉与气管交叉处 下缘			左右以气管左侧 缘分界
	2L	肺尖和胸膜顶和胸骨 切迹上缘	主动脉弓上缘			
3 区	3A（血管前）	胸膜顶	隆突水平	胸骨后	右侧：上腔静脉前缘 左侧：左颈总动脉	
	3P（气管后）	胸膜顶	隆突水平			
4 区 （下气管旁）	4R	无名静脉（头臂静脉） 与气管交叉处下缘	奇静脉下缘			左右以气管左侧 缘分界
	4L	主动脉弓上缘	左肺动脉干上缘			

(续)

	分区	上界	下界	前界	后界	其他
5区 (主动脉弓下)		主动脉弓下缘	左肺动脉干上缘			内界为动脉韧带
6区 (主动脉旁)		主动脉弓上缘切线	主动脉弓下缘	主动脉 前缘		升主动脉和主动脉弓前外侧
7区 (隆嵴下)	7R	气管隆嵴	中间干支气管下缘			
	7L	气管隆嵴	下叶支气管上缘			
8区 (食管旁)	8R	中间干支气管下缘	膈肌			
	8L	下叶支气管上缘	膈肌			
9区 (肺韧带内)		下肺静脉	膈肌			

分区		上界	下界	前界	后界	其他
10 区 （肺门）	10R	奇静脉下缘	叶间			紧邻主支气管和 肺门血管（包括 肺静脉和肺动脉 干近端）
	10L	肺动脉上缘				
11 区 （叶间）		叶支气管开口之间 11s: 右侧上叶和中间支气管之间 11i: 右侧中叶和下叶支气管之间				
12 区 （叶）		紧邻叶支气管				
13 区 （段）		段支气管周围				
14 区 （亚段）		紧邻亚段支气管				

2. 纵隔淋巴结分区示例

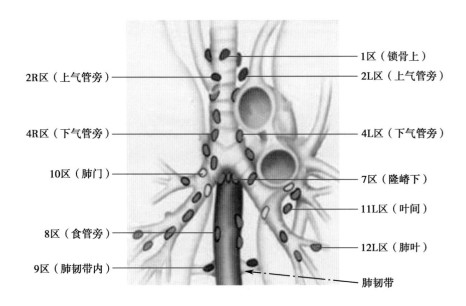

2R区（上气管旁）　　　　　　　　1区（锁骨上）
　　　　　　　　　　　　　　　　2L区（上气管旁）

4R区（下气管旁）　　　　　　　　4L区（下气管旁）

10区（肺门）　　　　　　　　　　7区（隆崤下）

　　　　　　　　　　　　　　　　11L区（叶间）

8区（食管旁）　　　　　　　　　　12L区（肺叶）

9区（肺韧带内）　　　　　　　　　肺韧带

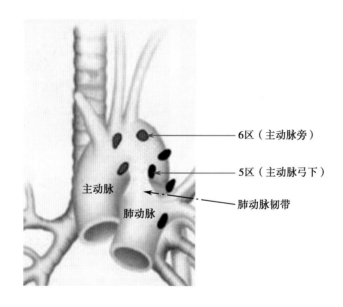

6区（主动脉旁）

5区（主动脉弓下）

肺动脉韧带

主动脉

肺动脉

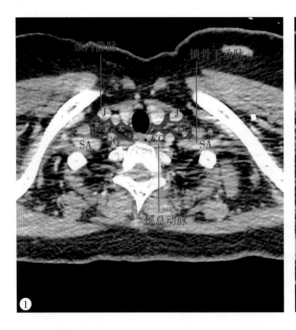

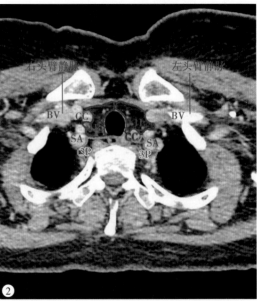

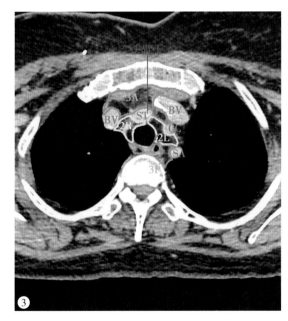

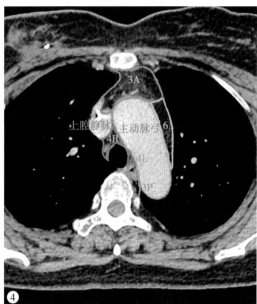

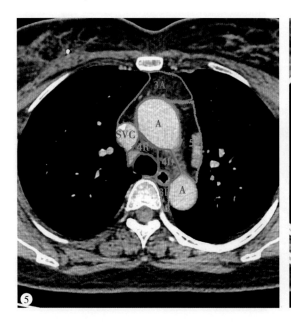

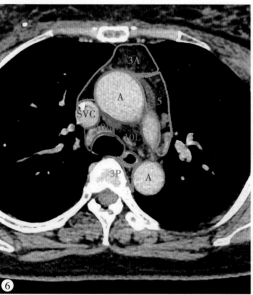

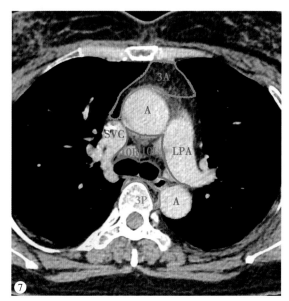

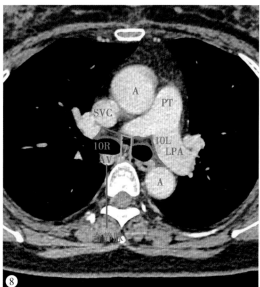

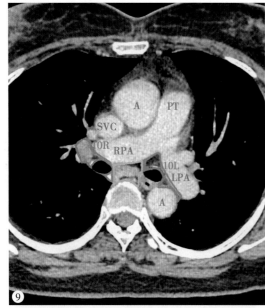

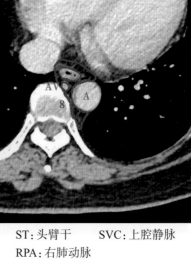

J：颈内静脉　　CC：颈总动脉　　SA：锁骨下动脉　　BV：头臂静脉　　ST：头臂干　　SVC：上腔静脉

A：主动脉　　AV：奇静脉　　LPA：左肺动脉　　PT：肺动脉　　RPA：右肺动脉

【危及器官勾画及示例】

● 危及器官勾画定义

标准命名	颜色		勾画建议	备注
Lung-L	桃红色		左肺,所有充气和塌陷、纤维性和肺气肿的肺均应勾画,肺门区以内的小血管应包括在内,但肺门和气管支气管不包括在内	
Lung-R	蓝色		右肺	
Lung-All	暗绿色		双肺,作为肺剂量评价时的结构	
Esophagus	草绿色		从环状软骨开始,至胃食管交界,纵隔窗勾画	包括黏膜、黏膜下和所有肌层乃至脂肪外膜
Spinal cord	黄色		包括定位 CT 扫描范围内的脊髓,根据椎管的骨性结构而定,椎间孔不包括在内	
Heart	棕色		从肺动脉下缘穿过中线的水平开始,向下延伸到心尖底部,包括心包结构	

非小细胞肺癌

标准命名	颜色		勾画建议	备注
Brachial plexus	左 - 天蓝色 右 - 棕色		C₅ 上缘至 T₂ 上缘椎间孔发出的脊神经,在 CT 上每一层面依据解剖结构来勾画,至少勾画至 PTV 上 3cm	上叶肿瘤,勾画同侧臂丛
Chest wall	紫红色		肺外 2cm 胸壁,从同侧肺向外、前、后外扩 2cm,前方和内侧以胸骨边缘为界,后方和内侧以椎体边缘为界,包含脊神经根穿出处,包括肋间肌和神经,但不包括椎体、胸骨和皮肤,至少勾画至 PTV 上下 3cm	SBRT 时
Great vessels	砖红色		纵隔窗勾画,包括血管壁和肌层乃至脂肪外膜(增强的血管壁外扩 5mm);大血管应该逐层勾画到 PTV 上下 3cm	
Proximal Bronchial Tree(Pbtree)	绿色		包括气管的远端 2cm、隆嵴、双侧主支气管、双侧肺上叶支气管、中间支气管、右中叶支气管、舌段支气管和双侧下叶支气管	

- **NSCLC 危及器官勾画示例(纵隔窗)**

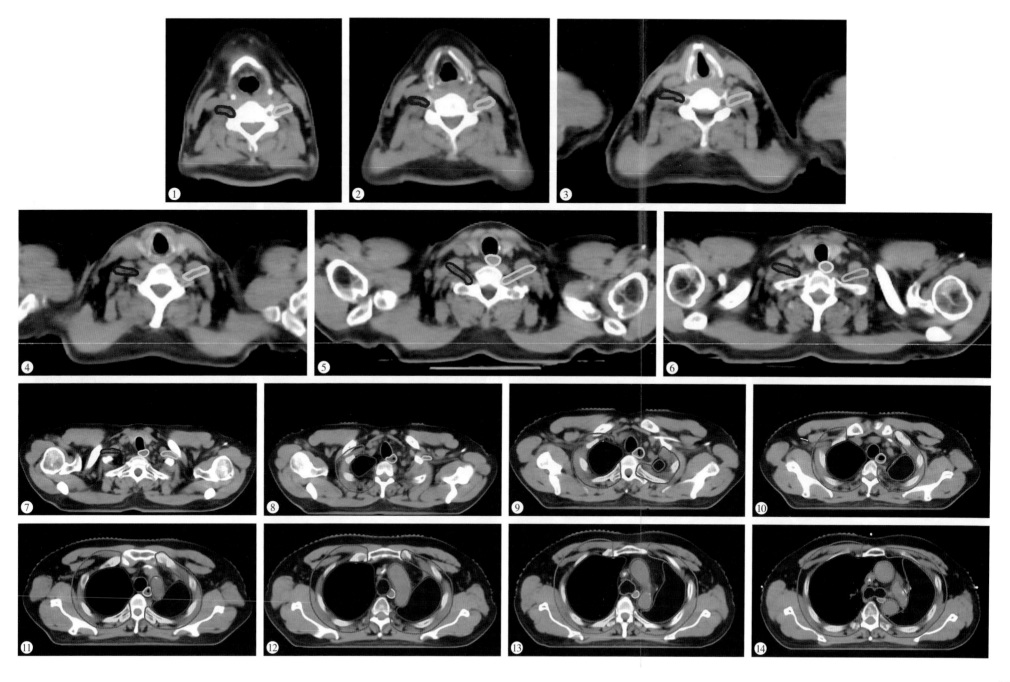

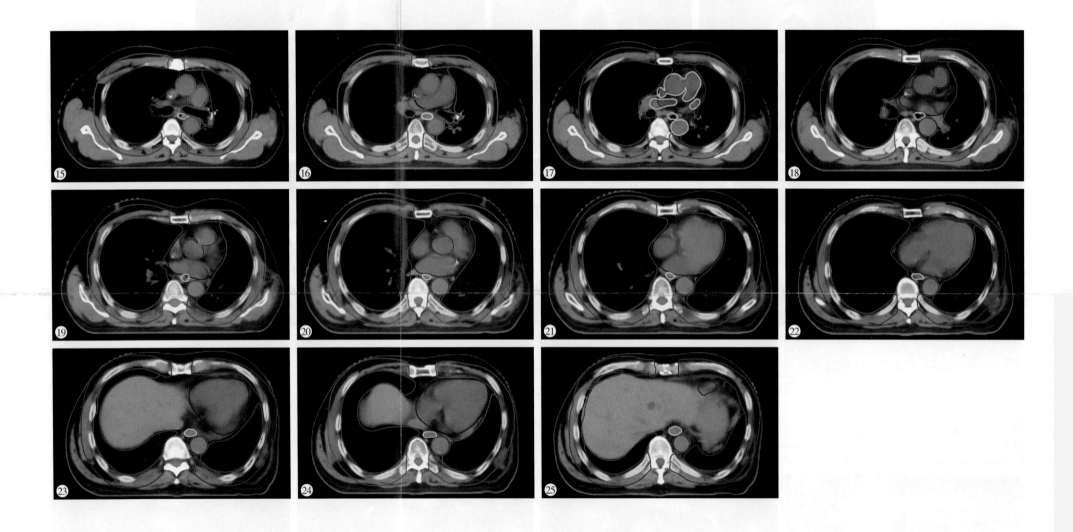

130

- SCLC 危及器官勾画（肺窗）

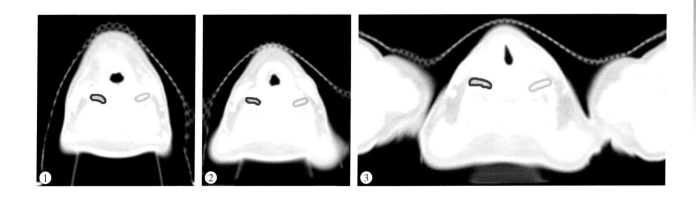

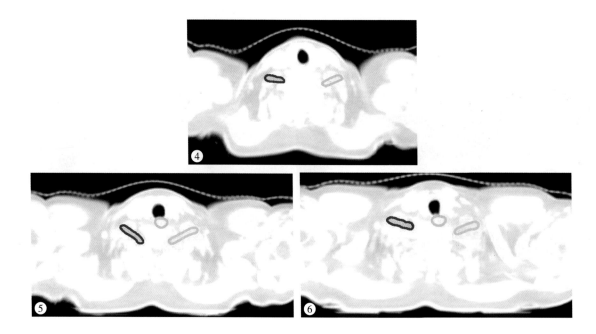

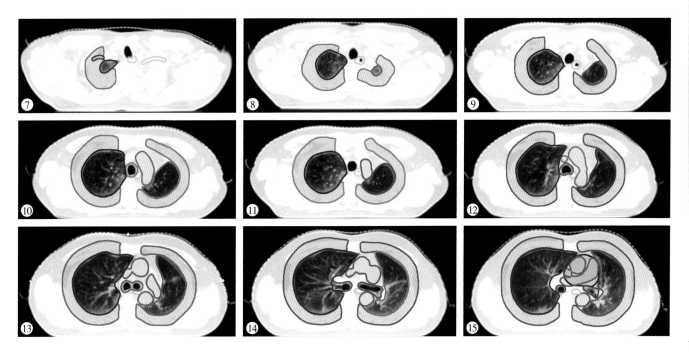

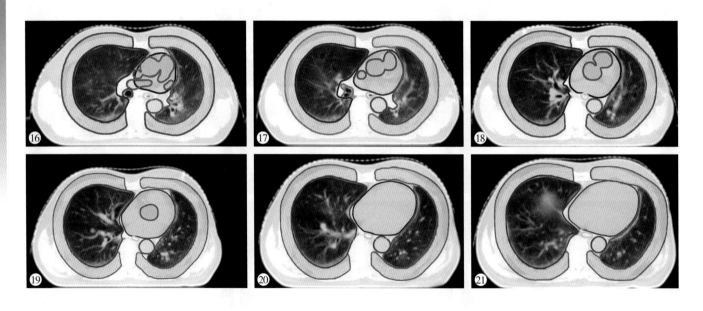

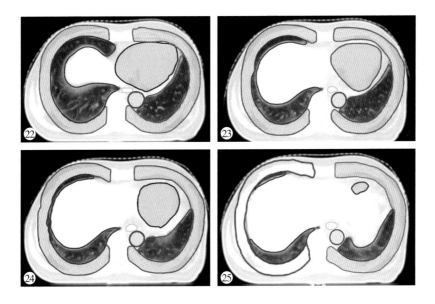

【放疗的剂量和分割】

● 早期 NSCLC 的 SBRT

SBRT 剂量的总体要求建议生物有效剂量（BED）>100Gy，2 周内完成。周围型肺癌常推荐的剂量有 60Gy/20Gy/3f、48~50Gy/12~12.5Gy/4f。中央型肺癌风险较大，2018 年美国放射肿瘤学会（ASTRO）指南推荐，对于中央型肺癌 SBRT 推荐 4~5 次分割，尽量满足危及器官限量，如果评估风险过高，也可考虑 6~15 次分割。

周围型和中央型有多种定义，解剖上来说，段支气管及其开口以上的为中央型，以下的为周围型。而随着 SBRT 技术发展，基于剂量对周围正常组织的损伤风险，不同的研究给予了相应的定义。首先其区分基本均基于近端支气管树（proximal bronchial tree，PBT），包括隆嵴、左右主支气管、左右上叶支气管、中间支气管、右中叶支气管、舌叶支气管和左右下叶支气管。

根据 RTOG 0236 的定义（也是 ASTRO 所推荐），中央型定义为 PBT 周围 2cm 以内。

RTOG 0813 则定义为 PBT 周围 2cm 内的病变或 PTV 紧邻纵隔或心包、胸膜的病变。IASLC 推荐的为 MD Anderson 癌症中心的定义，为 PBT、气管、食管、心脏、心包、臂丛、大血管、椎体、膈神经、喉返神经 2cm 以内。

由于邻近纵隔组织的致死性毒性，在中央型的基础上，又提出了超中央型的定义，斯坦福大学定义为 GTV 直接紧邻 PBT 或气管，除外 GTV 直接紧靠食管或位于纵隔内的情况，纪念斯隆 - 凯特琳癌症中心（MSKCC）则指与气管或主支气管重叠或距离 PBT 1cm 以内的任何 GTV。大多数临床研究定义"超中央"区域为：PTV 与 PBT、气管、食管、心包、大血管重叠区域。超中央型建议在 BED ≥ 85Gy 基础上适当增加分割次数（4~12f）。

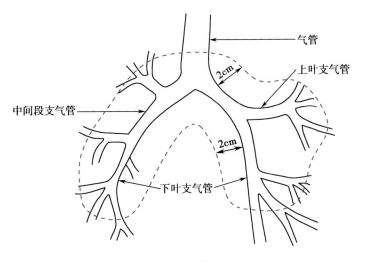

气管

上叶支气管

中间段支气管

2cm

2cm

下叶支气管

- - - - 定义近端支气管树区

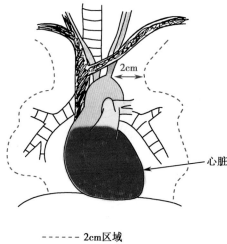

2cm

心脏

- - - - 2cm区域

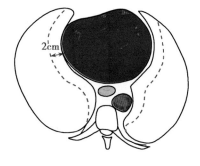

2cm

欧洲放射肿瘤学会放射肿瘤学实践咨询委员会(ESTRO ACROP)指南关于早期 NSCLC SBRT 提出的处方剂量如下。

肿瘤位置	PTV($D_{95\%}$~$D_{99\%}$)	BED10	PTV 内的最大剂量
外周型	$3 \times 15Gy$	113Gy	125%~150%
与胸壁关系密切的外周型	$4 \times 12Gy$	106Gy	125%~150%
中央型	$8 \times 7.5Gy$	108Gy	$\leqslant 125\%$

《早期非小细胞肺癌立体定向放疗中国专家共识(2019 版)》提出的处方剂量如下。

肿瘤位置	分割次数 /f	总剂量 /Gy	BED10/Gy
周围型,直径 <2cm,距胸壁 >1cm	1	25~34	87.5~149.6
周围型,距胸壁 >1cm	3	35~60	112.5~180.0
中央型或周围型,直径 <4~5cm,距胸壁 <1cm	4	48~50	105.6~112.5

（续）

肿瘤位置	分割次数 /f	总剂量 /Gy	BED10/Gy
中央型或周围型,距胸壁 <1cm	5	50~55	100.0~115.5
中央型	8~10	60~70	105.0~119.0
超中央型	8~12	50~60	90.0~120.0

- **局部晚期 NSCLC**

1. 根治性放疗

单纯放疗,95% PTV: 60~70Gy;同步 / 序贯放化疗,95% PTV: 60~66Gy。

2. 术后辅助放疗

完全切除,给予 50~54Gy;淋巴结包膜外侵犯或镜下残留 54~60Gy;R2 切除局部加量至根治性放疗剂量。

- **危及器官限量**

1. 常规分割危及器官限量

结构名称	剂量学参数	目标	可接受的变化	说明
Lung	D_{mean}	$\leq 20Gy$	>20Gy,但$\leq 21Gy$	我院:
	V_{20}	$\leq 35\%$	>35%,但$\leq 36\%$	根治性同步放化疗:
	V_5	$\leq 65\%$	>65%,但$\leq 75\%$	$D_{mean} \leq 13Gy$
				$V_{20} \leq 28\%$
				楔形切除术后:
				$V_{20} \leq 25\%$
				肺段切除术后:
				$V_{20} \leq 23\%$
				肺叶切除术后:
				$V_{20} \leq 20\%$
				全肺切除术后:
				$V_{20} \leq 10\%$

注:随着免疫治疗的广泛使用,放疗联合免疫在肺炎上具有协同增强作用,因而我们对肺的受量要求更加严格,根据一些前瞻性临床研究的数据,V_{20}限制在20%以下,V_5限制在50%以下。

非小细胞肺癌

结构名称	剂量学参数	目标	可接受的变化	说明
Esophagus	$D_{max(0.03cc)}$	≤ 74Gy	>74Gy,但≤ 76Gy	我院: D_{max} ≤ 66Gy 或 $D_{107\%}$ 避开食管
	D_{mean}	≤ 34Gy	>34Gy,但≤ 35Gy	
Spinal cord	$D_{max(0.03cc)}$	≤ 45Gy	>45Gy,但≤ 46Gy	
Spinal cord_PRV	$D_{max(0.03cc)}$	≤ 50Gy	>50Gy,但≤ 52Gy	
Heart	V_{30Gy}	≤ 50%	>50%,但≤ 55%	我院: ≤ 40%
	V_{40Gy}	≤ 35%	>35%,但≤ 40%	我院: ≤ 30%
Brachial plexus	D_{max}	≤ 63Gy	>63Gy,但≤ 65Gy	

2. SBRT 危及器官限量

结构名称 串联组织	剂量学参数	优先级	目标 /Gy			Endpoint (≥ Grade3)
			1 次	3 次	5 次	
Spinal Cord	$D_{0.03cc}$	1	14	22.5	28	脊髓炎
	$D_{0.35cc}$	1	10	15.9	22	
	$D_{1.2cc}$	1	8	13	15.6	
	D_{5cc}	1	14.4	22.5	30	
Esophagus	$D_{0.03cc}$	1	15.4	25.2	35	狭窄 / 瘘
	D_{5cc}	1	11.9	17.7	19.5	
Brachial Plexus	$D_{0.03cc}$	1	16.4	26	32.5	神经病
	D_{3cc}	1	13.6	22	27	
Heart	$D_{0.03cc}$	3	22	30	38	心包炎
	D_{15cc}	3	16	24	32	
Great vessels	$D_{0.03cc}$	3	37	45	53	动脉瘤
	D_{10cc}	3	31	39	47	

非小细胞肺癌

结构名称 串联组织	剂量学参数	优先级	目标 /Gy			Endpoint （≥ Grade3）
			1 次	3 次	5 次	
Trachea and Large Bronchus*	$D_{0.03cc}$	3	20.2	30	40	狭窄 / 瘘
	D_{4cc}	3	17.4			
	D_{5cc}	3		25.8	32	
Bronchus-smaller airways	$D_{0.03cc}$	3	13.3	23.1	33	狭窄伴肺不张
	$D_{0.5cc}$	3	12.4	18.9	21	
Rib	$D_{0.03cc}$	3	33	50	57	疼痛或骨折
	D_{5cc}	3	28	40	45	
Skin	$D_{0.03cc}$	3	27.5	33	38.5	溃疡
	D_{10cc}	3	25.5	31	36.5	
Stomach	$D_{0.03cc}$	1	22	30	35	溃疡 / 瘘
	D_{5cc}	1	17.4	22.5	26.5	
Bile duct	$D_{0.03}$	3	30	36	41	狭窄
Renal hilum	D_{15cc}	1	14	19.5	23	恶性高血压

并联器官	剂量学参数	优先级	目标			Endpoint（≥ Grade3）
			1次	3次	5次	
Lungs-GTV	CV_{7Gy}	3	>1 500cc			基础肺功能
	$CV_{10.5Gy}$	3		>1 500cc		
	$CV_{12.5Gy}$	3			>1 500cc	
	V_{8Gy}	3	<37%			肺炎
	V_{11Gy}	3		<37%		
	$V_{13.5Gy}$	3			<37%	
Liver	CV_{11Gy}	3	>700cc			基础肝功能
	$CV_{17.1Gy}$	3		>700cc		
	CV_{21Gy}	3			>700cc	

（续）

并联器官	剂量学参数	优先级	目标			Endpoint (≥ Grade3)
			1 次	3 次	5 次	
Renal cortex （right & left）	$CV_{9.5Gy}$	3	>200cc			基础肾功能
	CV_{15Gy}	3		>200cc		
	CV_{18Gy}	3			>200cc	

小细胞肺癌

【放疗适应证】

- **局限期小细胞肺癌（LS-SCLC）**

1. $T_{1-2}N_0M_0$，推荐行体部立体定向分割放疗（SBRT/SABR），可耐受患者推荐后续接受化疗，超中央型更适合常规分割放疗同步化疗。

2. 术后放疗：R1 或 R2 切除；临床淋巴结转移阴性但病理证实为 N_2 的 LS-SCLC 手术患者；对于术后 N_1 患者虽

然目前术后放疗证据不充足，但专家推荐术后放疗。

3. 超过 $T_{1-2}N_0M_0$ 的 SCLC：化疗联合放疗是标准治疗方式。一般情况较好的患者推荐同步放化疗，推荐在第 1 或 2 周期化疗时开始放疗，肿瘤负荷较大时建议 2 周期诱导化疗联合同步放化疗。不能耐受同步治疗的患者，采用序贯化放疗。

4. 脑预防照射（PCI）：年龄 70 岁以下，Ⅱ~Ⅲ期，ECOG 评分 0~2 分，胸部放化疗有效的患者推荐；除非脑部有较严重的基础疾病无法耐受脑放疗或有条件脑 MRI 密切随访者。Ⅰ期不推荐 PCI。推荐行海马保护放疗。治疗时间：胸部放疗及化疗结束后 3~4 周。

- **广泛期小细胞肺癌（ES-SCLC）**

1. 胸部巩固放疗：ES-SCLC 患者初始化疗有效，尤其是残存胸部病灶和胸外转移疾病负荷较低的患者，推荐胸部放疗；免疫治疗的患者胸部放疗的证据仍在完善中，鼓励参加临床研究，目前较低级别的证据倾向寡转移患者化疗及免疫治疗完成后巩固胸部放疗。

2. 姑息放疗：上腔静脉压迫综合征；椎体转移导致脊髓压迫；脑、骨等器官转移病灶。

3. PCI：初始化疗有效，根据患者本身及疾病的特点制定 PCI 或 MRI 随访的决策，目前指南推荐，对于一线治疗有效的患者，一般情况好，既往没有脑部较严重基础疾病或者随访不便的患者接受 PCI。

扫码听讲解

【放疗定位】

- **定位前准备**

1. 完善全身分期检查后,拟行放疗的患者,胸部增强 CT(除非存在禁忌证)为放疗前必需项目,强烈推荐全身 PET-CT 检查。

2. 若影像学上出现淋巴结增大(CT 上短径 ≥ 1cm)或 PET-CT 上出现局灶性摄取增高,推荐行淋巴结穿刺活检。

3. 对于有肺内病灶的患者,有条件的情况下,推荐首选 4D-CT 模拟的定位技术,定位前应进行呼吸训练,对于呼吸动度较大的患者,如身体状况允许,可采用深吸气屏气(DIBH)技术。

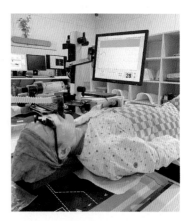

4. 行机器人放射外科手术系统治疗的患者,应行 CT 引导下穿刺金标植入以行肿瘤追踪,出现气胸的患者 1~2 周后复查气胸完全消失后再行定位。

5. 评估患者的呼吸、疼痛、是否咳嗽等状况,选择合适的固定装置或进行干预。

- **体位及固定方式**

1. 常规体位:仰卧位,体架或真空袋 + 体膜固定。

2. 进行 SBRT 治疗定位时,可采用呼吸感受器控制或采集呼吸动度,如有条件,可采用立体定位放疗架固定。

3. 特殊情况：如患者存在脊柱弯曲等，可真空袋结合热塑膜进行调整。

- **扫描方式及范围**

1. Ⅰ期 SCLC 的 SBRT

CT 平扫 + 增强（周围型病变或者有明确禁忌证的患者可选择 CT 平扫）、层厚 ≤ 3mm；4D-CT 扫描评估呼吸运动，10 个均匀分布的时相重建。机器人放射外科手术系统扫描层厚 1.25mm。

范围：环甲膜—L_2 下缘，应包括全部的肺组织。

2. LS-SCLC 和 ES-SCLC 的胸部放疗

根治性和巩固放疗：CT 平扫 + 增强（无淋巴结转移的周围型病变或者有明确禁忌证的患者可选择 CT 平扫）、层厚 5mm；4D-CT 扫描评估呼吸运动，10 个均匀分布的时相重建。

术后辅助放疗：CT 平扫 + 增强（有明确禁忌证的患者可选择 CT 平扫）、层厚 5mm。

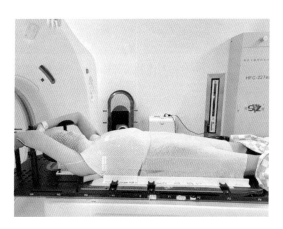

范围：环甲膜—L_2 下缘，上缘可根据锁骨上淋巴结转移的范围进行调整，下界包括全部的肺组织。

- **影像融合要求**

1. 推荐使用 PET-CT，体位应与定位时患者体位一致。

2. 对于合并肺不张或存在胸壁浸润、肺上沟肿瘤或脊髓旁肿瘤的,建议融合 MRI 图像。

3. 图像需与定位 CT 关联后一起导入治疗计划系统。在开始靶区勾画前,图像的配准质量质控应在医师及物理师的配合下完成。

【放疗靶区勾画】

• I 期 SCLC 的 SBRT

靶区定义

标准命名	解释	勾画建议
GTV	初诊的大体肿瘤靶体积	定位 CT 肺窗(W=1 600,L=-600)上勾画,注意包括短毛刺,如紧邻纵隔或胸壁等组织,需结合纵隔窗(W=400,L=20)确定边界
ITV	内部肿瘤靶区	十个呼吸时相上勾画 GTV 融合,或 Average 上勾画,十个呼吸时相图像上进行修正
PTV	计划靶区	ITV 三维外扩 0.5cm(根据各放疗中心的具体情况适当外扩)

I 期 SCLC 的 SBRT 靶区勾画基本同 NSCLC。

- **LS-SCLC 根治性放疗**

1. 靶区定义

标准命名	解释	勾画建议
GTV/ITV	大体肿瘤靶体积	肺组织内的肿瘤边界确定应在肺窗（W=1 600，L=−600）上勾画，侵及纵隔或胸壁的原发肿瘤应在纵隔窗（W=400，L=20）上勾画，合并肺不张建议基于 PET-CT 或 MRI，CT 图像上 FDG 摄取增加区域以外的肺不张区域可被排除在 GTV 之外；诱导化疗后的 GTV 应以化疗后的 CT 图像为基础，参考化疗前的 CT 和 PET-CT。如果 GTV 向纵隔浸润，应勾画化疗前 GTV 与纵隔交界处的区域，而 GTV 与肺实质交界处应按化疗后的区域勾画。如果原发肿瘤的全身治疗完全缓解（CR）导致无法勾画 GTVp，则略去 GTVp，应根据治疗前影像来勾画 CTVp
GTVnd	淋巴结靶体积	影像学可见的淋巴结或淋巴结残留灶，需基于化疗前的临床、病理和影像学信息，纳入所有受累淋巴结，定义：CT（短轴 >10mm）或 PET-CT 病理性淋巴结。应考虑包括可疑的相邻小淋巴结簇（短轴 <10mm）。如果系统治疗后定位 CT 上该处淋巴结已经完全消失（CR），则直接勾画 CTVn

扫码听讲解

标准命名	解释	勾画建议
CTV	临床靶区	原发肿瘤的 CTVp 应该由 GTV 外扩 5mm 产生；CTVn 为治疗前累及淋巴结区域。 CR 时勾画 CTVn 有两种选择：①系统治疗前受累淋巴结的整个解剖区域（淋巴结站）；②治疗前淋巴结 GTVnd 几何外扩 5~6mm，更适用于巨大的纵隔肿瘤。 可考虑选择性地将肺门和/或邻近淋巴结区域勾画在内，包括受累部位之间的非受累区域（特别是肺门）是可选择勾画的部分，其他的选择性淋巴结区域不建议勾画在 CTV 中。 因为锁骨上淋巴结失败的风险大于 10%，如果诊断 CT 显示上纵隔淋巴结受累（即累及 2 区或 3A 区淋巴结），且未进行治疗前的 PET 扫描，可考虑将同侧锁骨上淋巴结区域纳入 CTVn（音频解释 3）。并根据周围解剖结构适当修回，如遇到骨质及心脏时
PTV	计划靶区	CTV 三维外扩 0.5cm（根据各放疗中心的具体情况适当外扩）

扫码听讲解

2. LS-SCLC 根治性放疗靶区勾画示例

75 岁男性，诊断：左肺上叶小细胞肺癌，局限期，$cT_3N_3M_0$ ⅢC 期（IASLC 第 8 版），2 周期化疗后 PR。累及范围：左肺门中心肿物，8.6cm × 8.1cm × 6.4cm，与降主动脉分界不清，包埋主干及分支，左侧锁骨上、纵隔 2L、4L、5、7 区及同侧肺门淋巴结转移。予胸部放疗，勾画靶区：GTV 为原发病灶化疗后残余病灶，GTVnd 为化疗后残存淋巴结，CTV 为

GTV 及 GTVnd 三维外扩 0.5cm,同时包括化疗前受累的肺门和纵隔淋巴结(2L、4L、5、7)区域,PTV 为 CTV 三维外扩0.5cm。

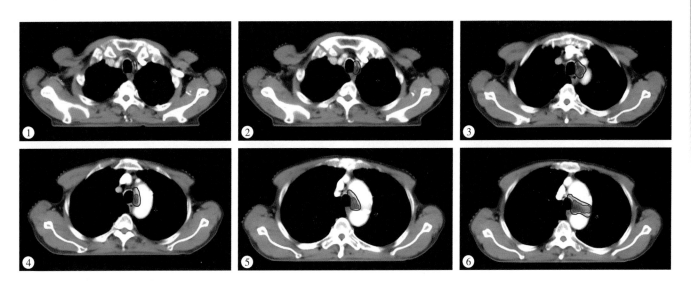

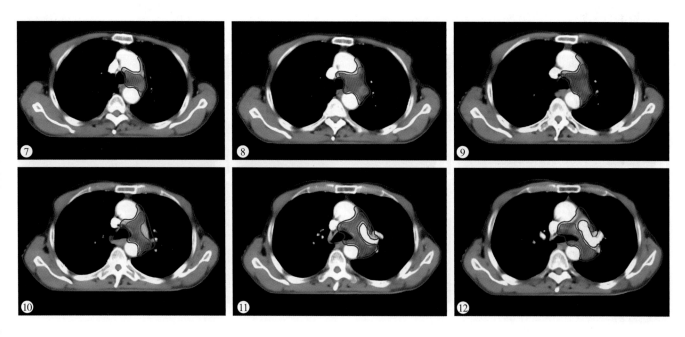

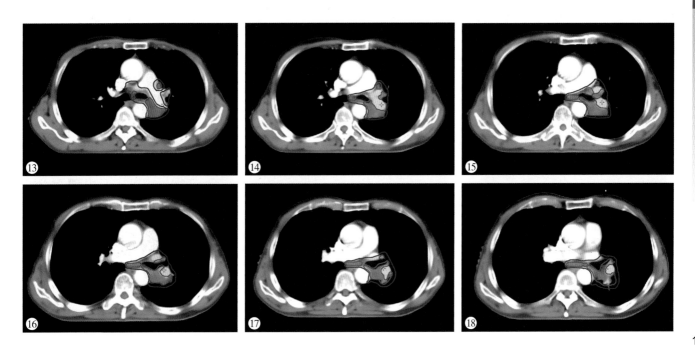

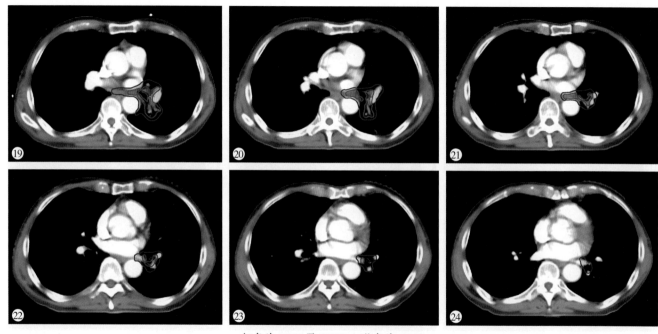

红色为 GTV 及 GTVnd，蓝色为 CTV。

- **LS-SCLC 术后放疗**

为了符合完全切除的定义,国际肺癌研究协会(IASLC)将充分的淋巴结探查定义为至少同侧纵隔三站淋巴结和至少同侧肺门三站淋巴结(如 10、11、12 站)取样,这取决于原发肿瘤的位置。

靶区定义

标准命名	解释	勾画建议
CTV	临床靶区	切除的纵隔和肺门淋巴结区域以及支气管残端和 7 区淋巴结,包括所有术前化疗前的受累淋巴结站,两个不连续的受累淋巴结站之间的所有淋巴结均应纳入 CTV。 左肺肿瘤:左肺门(10L 组)、双侧上下气管旁(2、4 组)、主肺动脉窗(5 组)、主动脉弓旁(6 组)及隆嵴下(7 组); 右肺肿瘤:右肺门(10R 组)、右侧上下气管旁(2R、4R 组)、隆嵴下(7 组)。 如果手术患者没有按照手术指南的建议进行充分淋巴结探查,并且没有治疗前影像的淋巴结受累,应该在 MDT 中讨论两种选择:方案 1:每 3 个月进行一次 CT 扫描监测(首选);方案 2:根据原发肿瘤的位置,术后照射有受累风险的淋巴结区
PTV	计划靶区	CTV 三维外扩 0.5cm(根据各放疗中心的具体情况适当外扩)

术后放疗靶区基本同 NSCLC。

• ES-SCLC 胸部巩固放疗

1. 靶区定义

标准命名	解释	勾画建议
GTV/ITV	大体肿瘤靶体积	同 LS-SCLC 勾画建议,勾画化疗后肿瘤病灶
GTVn	淋巴结靶体积	影像学可见的淋巴结或淋巴结残留灶,需基于化疗前的临床、病理和影像学信息,纳入所有受累淋巴结。如果系统治疗后定位 CT 上该处淋巴结已经完全消失(CR),则直接勾画 CTVn
CTV	临床靶区	包括 CTVp 和 CTVn。 CTVp 为 GTVp 外扩 5mm。 CTVn 为化疗前受累的肺门和纵隔淋巴结区域,但靶区可能过大;也可选择化疗前受累淋巴结,但应考虑减少淋巴结的横向退缩,头脚方向参考其化疗前的位置
PTV	计划靶区	CTV 三维外扩 0.5cm(根据各放疗中心的具体情况适当外扩)

扫码听讲解

2. 示例

64 岁男性,诊断:右肺小细胞肺癌,广泛期,$cT_3N_3M_{1b}$ ⅣB(IASLC 第 8 版),4 周期化疗后 PR,免疫维持治疗中。累及范围:右肺下叶基底段肿物,大小 4.8cm×4.2cm,伴肿物远端软组织结节,右侧锁骨上、2R、4R、7、同侧肺门淋巴结转移,骨转移。予胸部巩固放疗,勾画靶区:GTV 为化疗后影像可见右肺残留病灶及远端软组织结节,GTVnd 为化疗后残留锁骨上、纵隔及肺门阳性淋巴结,CTV 为 GTV 外扩 0.5cm,同时包括右侧锁骨上、2R、4R、7、同侧肺门淋巴引流区,PTV 为 CTV 以及 CTVn 三维外扩 0.5cm。

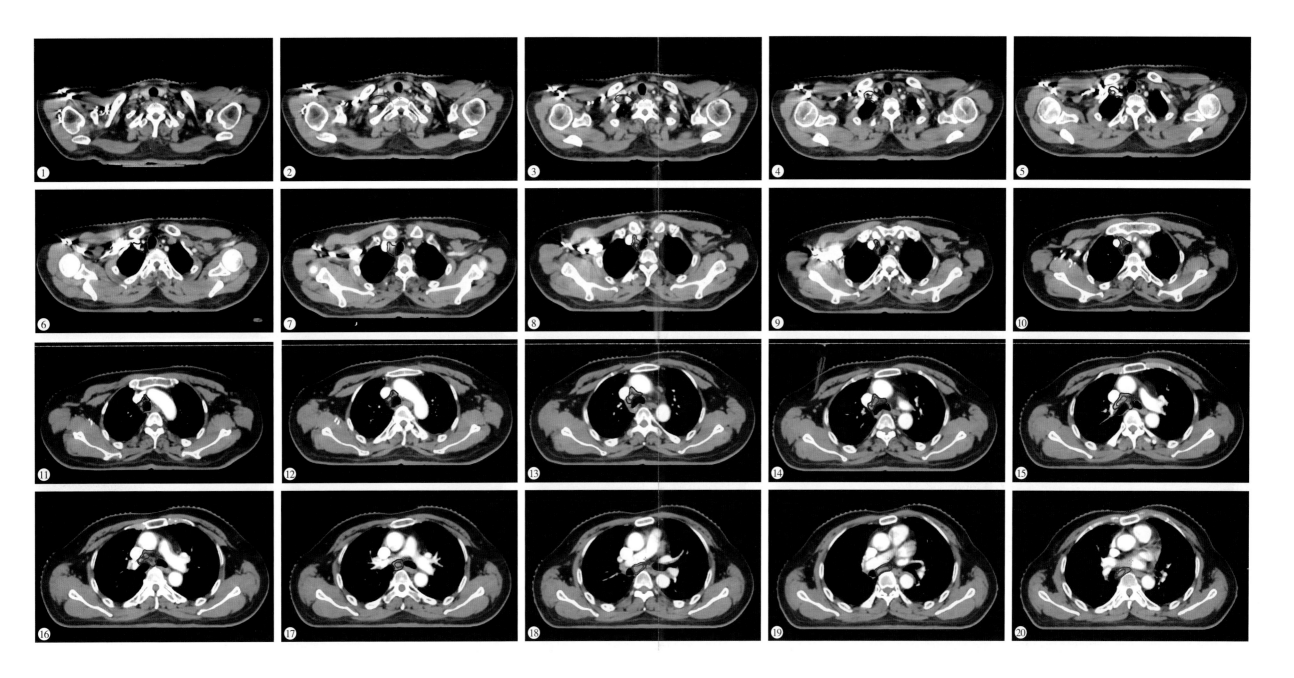

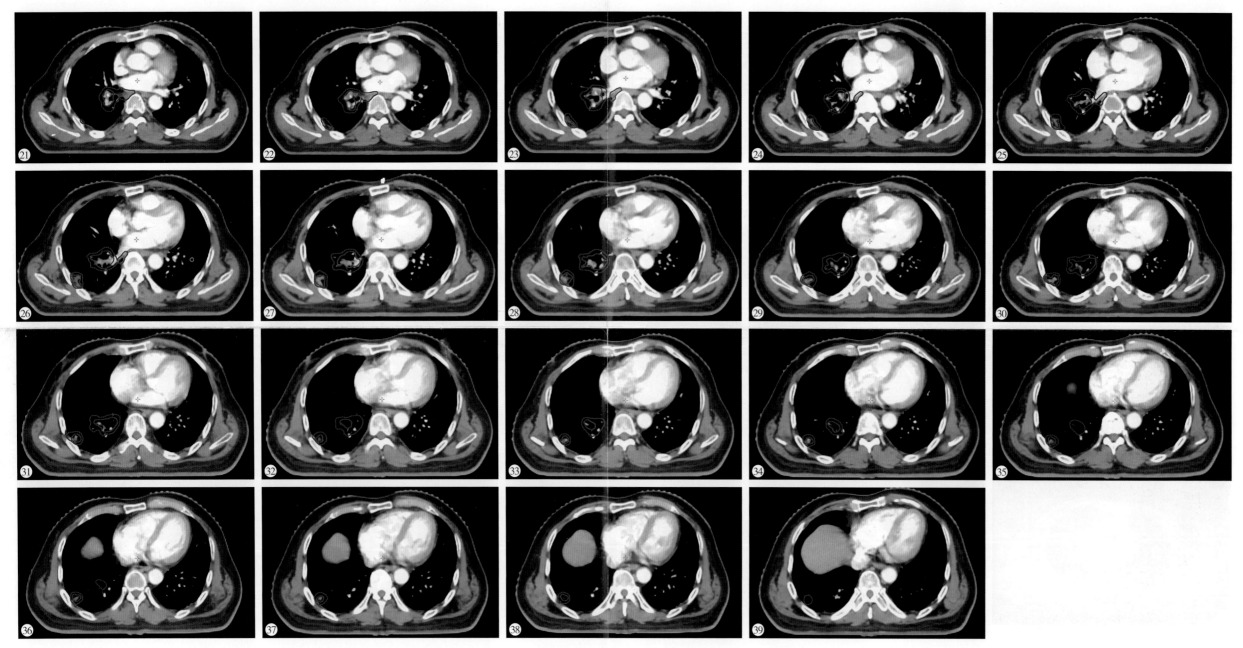

红色为 GTV 及 GTVnd，蓝色为 CTV。

- PCI

1. 靶区定义

标准命名	解释	勾画建议
CTV	临床靶区	包括整个脑实质
PTV	计划靶区	CTV 剔除海马保护区(有条件的单位,推荐海马保护计划)
海马保护区		CT:平扫即可,层厚 $\leq$ 2.5mm
		MRI:增强 MRI,层厚优选 1.25mm;融合 CT-MRI,T_1 加权相上勾画海马 +5mm

2. SCLC 脑预防靶区图示示例

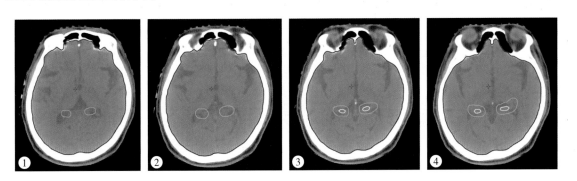

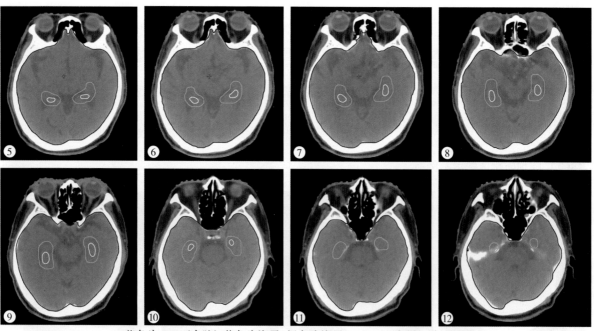

蓝色为 CTV（全脑），黄色为海马，绿色为海马 +5mm 区域（海马保护区）。

【放疗的剂量和分割】

• I 期 SCLC 的 SBRT/SABR

SCLC 的 SBRT 目前指南尚无明确推荐,仍参照 NSCLC,BED ⩾ 100Gy,⩽ 5 次。

扫码听讲解

• LS-SCLC

1. 根治性放疗

指南推荐:1.5Gy/f,每日 2 次,总剂量 45Gy,可选方案:总剂量 60~70Gy/2Gy/30~35f。

2. 术后辅助放疗

完全切除后推荐 50Gy/2Gy/25f,如存在残留,则推量至根治剂量。

• ES-SCLC

巩固放疗:初始化疗和 / 或免疫治疗有效者胸部放疗推荐剂量为 30Gy/3Gy/10f,部分预后好的患者也可采用 45Gy/3Gy/15f。

• PCI

LS-SCLC 患者 PCI 推荐 25Gy/2.5Gy/10f 的剂量分割;ES-SCLC 患者行 PCI 治疗可选择 25Gy/2.5Gy/10f 或 20Gy/4Gy/5f 剂量分割。

• 危及器官限量参见 NSCLC

海马保护剂量限制为裸海马 D_{max} 11Gy,D_{mean} 8Gy,海马 PRV D_{max} 17Gy,D_{mean} 10Gy。

食管癌

【放疗适应证】

- **术前新辅助：** $cT_{1b-2}N_+$ 或 $cT_{3-4a}N_0/N_+$ 的非颈段食管癌患者。
- **根治性放疗**

1. $cT_{1b-2}N_+$ 或 $cT_{3-4a}N_0/N_+$ 颈段食管癌或颈胸交界癌距环咽肌 5cm，或非颈段食管癌拒绝手术患者。

2. $cT_{4b}N_0/N_+$ 患者。

3. 胸段食管癌仅伴锁骨上或腹膜后淋巴结转移患者。

4. 经过术前放化疗／放疗后评估，不能手术患者。

5. 存在手术禁忌证或手术风险大的患者，如高龄、严重心肺疾病等。

- **术后辅助放化疗／放疗适应证**

1. 未接受过术前放疗的 R1（下切缘阳性除外）、R2 切除患者。

2. 腺癌患者，未接受过术前放化疗，R0 切除的 N_+ 患者，或高危 pT_2N_0（低分化，脉管瘤栓，神经侵犯，<50 岁）、$pT_{3-4a}N_0$ 患者。

3. 鳞癌患者，未接受过术前放化疗，R0 切除的 N_+ 患者，或 $pT_{3-4a}N_0$ 患者。

- **姑息性放疗**

1. 晚期病变化疗后转移灶缩小或稳定,可考虑原发灶放疗。

2. 较为广泛的多站淋巴结转移,无法行根治性放疗。

3. 术后局部区域复发(术前未行放疗)。

4. 淋巴结转移压迫或骨转移、脑转移等远处转移病变,缓解临床症状。

5. 晚期病变解决食管梗阻,改善营养状况。

【放疗定位】

- **定位前准备**

1. 如果原发灶分期较早,可以在腔镜下做好标记后再定位,尽量在 24 小时内进行定位 CT 扫描。但胃食管交界肿瘤,需要保证胃部肿瘤位置重复性者,建议 24 小时后胃肠充气排空后定位。

2. 患者的胃是否需要充盈,请医师酌情决定,如果需要,建议定位前 20 分钟左右进食流食约 300ml。

3. 本身只能进食流食或进食流食都有一定困难的患者,建议先下营养管,再定位。

- **体位及固定方式**

1. 常规体位:仰卧位,体架 / 真空袋 + 颈胸膜固定,双臂上举抓杆。

2. 特殊情况:如患者存在脊柱弯曲等,可真空袋结合热塑膜进行调整。有条件可以采用 4D-CT 定位控制呼吸运动。有条件者可考虑 MRI 或 4D-PET/CT 定位。

扫码听讲解   165

- **扫描方式及范围**

1. 轴位扫描,层厚 3~5mm,CT 平扫 + 增强(除非有明确禁忌证者可选择 CT 平扫)。

2. 范围:上界从颏下开始,下界到第三腰椎下缘。必要时可以更大范围,如合并下咽癌者结合下咽癌放疗的定位范围。

- **影像融合要求**

融合 PET-CT 或 MRI 或诊断 CT 与定位 CT 关联后一起导入治疗计划系统。在开始靶区勾画前,图像的配准质量质控应在医师及物理师的配合下完成。

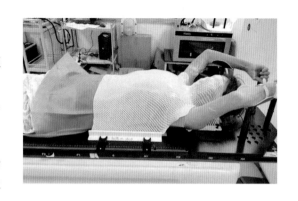

【放疗靶区勾画】

- **术前 / 局部晚期食管癌放疗靶区定义**

标准命名	解释		勾画建议
GTV	大体肿瘤靶体积	应结合影像学(食管造影;CT;MRI;PET-CT;胃镜 + 腔内超声)确定。应该包括病变所在层面的整个食管	

标准命名	解释	勾画建议
GTVnd	淋巴结靶体积	影像可见的转移淋巴结，应结合影像学确定，例如 CT 或 MRI 显示短径 ≥ 1cm（食管旁；气管食管沟 ≥ 5mm；腹腔 ≥ 8mm）的淋巴结
CTV	临床靶区	①累及野照射：CTVp 定义为 GTVp 前后、左右方向均外放 5~6mm，上下方向各外放 30mm；CTVn 定义为 GTVn 所在的淋巴结区（外放后将解剖屏障包括在内时需做调整）。 ②选择性淋巴结照射：选择性淋巴结照射时，除食管原发病灶和转移淋巴结区外，尚需包括淋巴结转移率较高的相应淋巴引流区域，以下可供参考［淋巴引流区分组参照日本食管协会（JES）第 11 版食管癌分期标准］。 颈段：双侧 101、双侧 102、双侧 104、105、106rec 组； 胸上段：双侧 101、双侧 104、105、106、部分 108 组； 胸中段：双侧 101、双侧 104、105、106、107、108、部分 110、腹部 1、2、3、7 组； 胸下段：107、108、110、腹部 1、2、3、7 组； 上段跨中段：双侧 101、双侧 104、105、106、107、108 组； 中段跨上段：105、106、107、108、部分 110 组； 中段跨下段：部分 105、部分 106、107、108、110、腹部 1、2、3、7 组； 越来越多的证据支持基于现代影像的累及野照射，目前仍建议结合靶区范围、淋巴结转移广泛性、患者基本情况等，酌情选择

扫码听讲解

标准命名	解释	勾画建议
ITV	内部肿瘤靶区	医师酌情采用 4D-CT 定位或 PET-CT 定位
PTV	计划靶区	在 CTV 三维外放 5mm

- **术后食管癌放疗靶区定义**

标准命名	解释	勾画建议
CTV	临床靶区	双侧锁骨上区及上纵隔区，即 104、105、106、107 组。如果下段食管癌且淋巴结转移 ≥ 3 枚，采用单一放疗时，建议包括以下淋巴结区：104、105、106、107 及腹部 1、2、3、7 组。如果为胸上段食管癌或上切缘 ≤ 3cm 者，建议包括吻合口
PTV	计划靶区	在 CTV 三维外放 5mm

【放疗的剂量和分割】

- **术前放化疗 / 放疗**

95% PTV 40~50.4Gy/1.8~2Gy/20~28f。

- **根治性同步放化疗**

95% PTV 50~50.4Gy/1.8~2Gy/25~28f，对于颈段食管癌，目前多个研究认为仍需要 60Gy 以上的高剂量，高级别证据正在开展研究。

- **单纯放疗**

95% PTV 60~70Gy/2Gy/30~35f。

- **术后辅助放疗**

1. R1/R2 切除：95% PTV 50~60Gy/1.8~2Gy/25~30f。

2. 辅助同步放化疗：95% PTV 50~50.4Gy/1.8~2Gy/25~28f。

3. R0 术后辅助放疗：95% PTV 50~50.4Gy/1.8~2Gy/25~28f。

【危及器官勾画】及限量

- **危机器官命名及勾画方法**

标准命名	描述	勾画建议	备注
Lungs	双肺	勾画双肺时要用肺窗。左右肺可以分别勾画，但是进行肺剂量学评估时应看做是一个结构。所有膨胀的、塌陷的、纤维化的、气肿性的肺组织都应勾画。然而应减去肺门、气管 / 主支气管	必须勾画

169

(续)

标准命名	描述	勾画建议	备注
Heart	心脏及心包	勾画心脏时要沿着心包。心脏上缘自过中线的肺动脉干下缘开始勾画,直至心尖部下缘	必须勾画
Esophagus	食管	食管应从环状软骨下方开始勾画一直到胃食管结合部入胃处。勾画食管时用纵隔窗,勾画相应的黏膜层、黏膜下层及肌层向外直至脂肪外膜	
SpinalCord	脊髓	勾画脊髓时以椎管的骨性限制为基础。脊髓从颅底开始勾画。逐层勾画至 L_2 下缘,并应包含椎间孔在内	必须勾画
Brachialplexus	臂丛神经	仅肺上叶的肿瘤需要勾画臂丛神经。仅需勾画同侧的臂丛神经。包括自 C_5 上缘至 T_2 上缘从椎间孔发出的脊神经	选择性
Stomach	胃	全胃包括:贲门、胃底、胃体、胃窦。建议口服对比剂或水使胃壁呈最佳显现	必须勾画
Liver	肝	胆囊不应勾画在内。下腔静脉如在肝脏边缘外,勾画时也应排除在外。当第 Ⅰ 肝段(或称尾叶)在门静脉左侧时,应将门静脉勾画在内;当尾叶在门静脉后方时,则不勾画门静脉	选择性勾画

● **危及器官具体限量**

危及器官名称	剂量学参数	要求值	可接受的变动范围
裸脊髓	D_{max}	≤ 40Gy	
脊髓 PRV	D_{max}	≤ 45Gy	
双肺	V_{20}	≤ 28%	
	V_{30}	≤ 20%	
	D_{mean}	≤ 17Gy	
	V_5	≤ 65%	
心脏	V_{40}	≤ 30%	
	必要时 V_{30}	≤ 40%	
胃	V_{40}	≤ 40%	超过处方剂量热点避免落在胃壁上
肝脏	V_{30}	≤ 30%	

扫码听讲解

【靶区勾画示例】

● **食管癌术后放疗示例**

69 岁男性, 诊断: 胸下段食管低分化鳞状细胞癌, 胸腔镜食管癌切除, 胃代食管颈部吻合术后, $pT_3N_2M_0$, ⅢB 期。

171

累及范围：食管距门齿 29~34cm 处肿物，侵透肌层达外膜，淋巴结转移性癌(3/27)。术后病理：食管溃疡型低分化鳞状细胞癌，侵透肌层达外膜，无脉管瘤栓及神经侵犯。上切缘、下切缘及环周切缘未见癌。淋巴结转移性癌(3/27)，1 枚累及淋巴结被膜外。右喉返神经旁淋巴结 1/4，累及被膜外；左侧喉返神经旁淋巴结及脂肪 1/9；食管旁淋巴结 1/1。

靶区范围：定义 CTV (蓝色线) 为双侧锁骨上，2R/2L，4R/4L，5 区，7 区，8 区淋巴引流区。

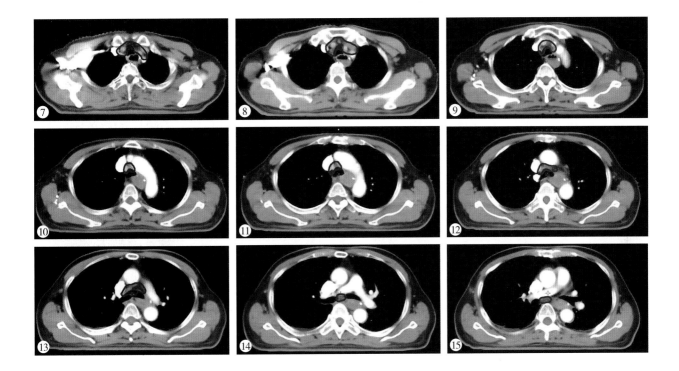

- **食管癌根治性放疗示例**

48 岁男性,诊断:胸中段食管低分化鳞癌,cT₃N₃M₁ ⅣB 期(AJCC 第八版)。累及范围:距门齿 23~31cm 肿物,病变累及食管肌层,周围脂肪间隙模糊。右颈部Ⅳ、Ⅴ区、右锁骨上窝、病变段食管周围、双侧食管气管沟、纵隔 7 区多发淋巴结转移。

靶区范围。

1. 累及野照射(IFI)靶区:GTV(红色线)定义为胸中段食管原发灶及右颈部Ⅳ、Ⅴ区、右锁骨上窝、食管周围旁、双侧食管气管沟、纵隔 7 区转移淋巴结;CTV(蓝色线)包括胸中段食管原发灶及上下 3cm 正常食管右侧锁骨上区(不做左侧锁骨上区预防照射),2R/2L,4R/4L,7 区及食管旁淋巴引流区。

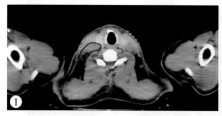
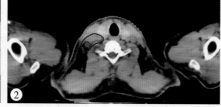
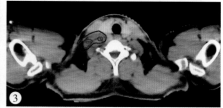

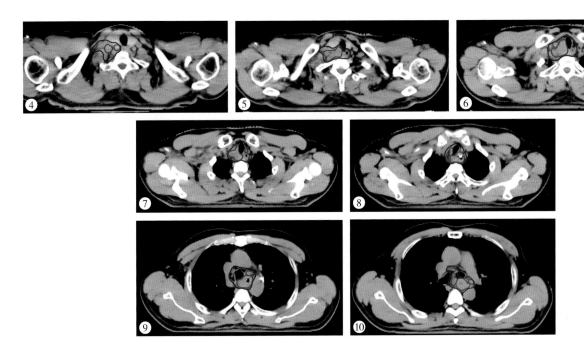

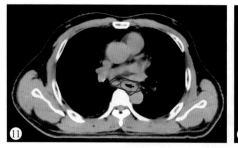
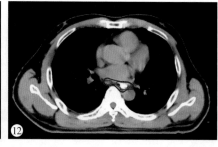
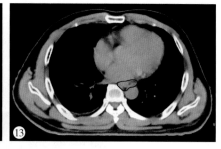

　　2. 选择性淋巴结照射（ENI）靶区：GTV（红色线）定义为胸中段食管原发灶及右颈部Ⅳ、Ⅴ区、右锁骨上窝、食管周围旁、双侧食管气管沟、纵隔 7 区转移淋巴结；CTV（蓝色线）包括胸中段食管原发灶及上下 3cm 正常食管双侧锁骨上区，2R/2L，4R/4L，7 区及食管旁淋巴引流区。

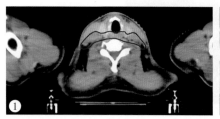
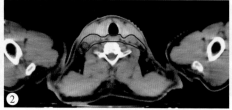
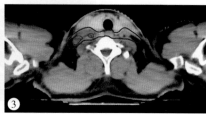

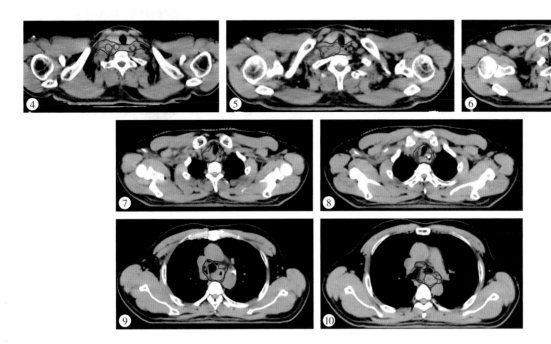

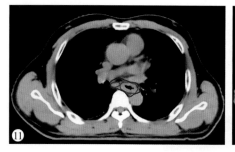 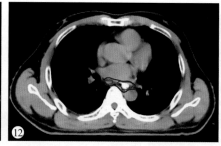 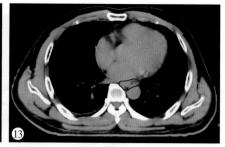

胸腺上皮肿瘤

【放疗适应证】

1. Masaoka-Koga 分期 Ⅱ~ⅣA 期胸腺瘤（癌）术后辅助放疗，术后辅助放疗可以降低局部复发，提高肿瘤特异性生存期。

2. 无法手术的早期、局部晚期胸腺瘤（癌）行根治性放化疗。

3. 初始评估手术完整切除有一定难度的患者，建议先行新辅助化疗、新辅助放疗或新辅助放化疗；选择行新辅助化疗的患者,术后应给予辅助放疗。如果经新辅助治疗后肿瘤转化为可切除病灶,可选择手术治疗;如果病灶经诱导治疗后仍不可切除,给予根治性放化疗,如果手术为非 R0 手术(R1/R2 切除),建议术后补充放疗。

4. 复发胸腺瘤(癌)的放疗。

5. Masaoka-Koga 分期ⅣB 期胸腺瘤(癌)姑息放疗。

【放疗定位】

● **定位前准备**

1. 复阅患者术前 CT,了解病变部位与周围组织的关系;与外科医师沟通术中所见,以协助确定目标靶区范围,与病理科医师沟通病灶组织学形态、病变累及范围(如包膜外浸润程度)和手术切缘情况。

2. 合并有重症肌无力的患者,放疗前建议用抗胆碱酯酶药控制肌无力。如果重症肌无力较重,或有肌无力危象者建议先处理重症肌无力。

3. 了解有无 CT 对比剂过敏,签署增强 CT 知情同意书。

4. 评估患者的呼吸、疼痛、是否咳嗽等状况,选择合适的固定装置或进行干预。

● **体位及固定方式**

常规体位:仰卧位,体架或真空袋 + 体膜固定。

具体应根据肿瘤位置,常见的前上纵隔肿物可考虑头颈肩网罩固定,双手置于体侧;若病变头脚跨度广,可采用手臂上抬置于额部的治疗体位,并用体膜固定。

- **扫描方式及范围**

CT 平扫＋增强（除非有明确禁忌证的患者可选择 CT 平扫）、层厚 5mm。对存在可见病灶，随呼吸活动度大者，建议进行 4D-CT 扫描。

范围：环状软骨—L2 下缘。

- **影像融合要求**

推荐放疗前 PET-CT 与定位 CT 融合，提高勾画准确性。对于增强 CT 有明确禁忌证的患者，建议融合 MRI 图像。

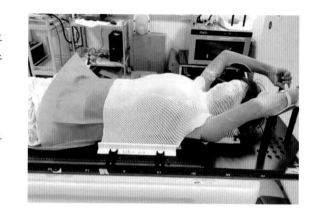

【放疗靶区勾画】

- **胸腺上皮肿瘤术前／根治性放疗靶区勾画定义**

标准命名	解释	勾画建议
GTV	原发肿瘤	为影像可见的原发肿瘤
CTV	临床靶区	GTV 外扩 5mm 形成 CTV，并包括整个胸腺，遇解剖屏障（心、肺、胸骨）修回，不建议纵隔和锁骨上预防照射
PTV	计划靶区	CTV 三维外扩 0.5cm（根据各放疗中心的具体情况适当外扩）

- **胸腺上皮肿瘤术后辅助放疗靶区勾画定义**

标准命名	解释	勾画建议
GTVtb	瘤床	原发肿瘤瘤床（手术标记结合影像学所见）
CTV	临床靶区	CTV 为瘤床外扩 0.5~1cm，包括整个胸腺（对于部分切除病例）、手术夹标记的任何潜在残留疾病和术前侵犯范围，需充分参考患者术前影像资料和手术记录所见来定义临床靶区
PTV	计划靶区	CTV 三维外扩 0.5cm（根据各放疗中心的具体情况适当外扩）

【放疗的剂量和分割】

- **胸腺上皮肿瘤术前 / 根治性放疗**

结构名称	剂量学参数	目标	可接受	备注
术前 PTV	$D_{95\%}$	40~50Gy	≤ 107%	1.8~2.0Gy/f
根治 PTV	$D_{95\%}$	60~70Gy	≤ 107%	1.8~2.0Gy/f

- **胸腺上皮肿瘤术后辅助放疗**

结构名称	剂量学参数	目标	可接受	备注
PTV（R1 切除）	$D_{95\%}$	54Gy	≤ 107%	1.8~2.0Gy/f
PTV（R2 切除）	$D_{95\%}$	60~70Gy	≤ 107%	1.8~2.0Gy/f
PTV（R0 切除）	$D_{95\%}$	45~50Gy	≤ 107%	1.8~2.0Gy/f

- **危及器官限量**

参见 NSCLC 常规分割限量部分。

【靶区勾画示例】

- **$cT_3N_0M_0$ 胸腺瘤 B1 型术前放疗靶区勾画**

25 岁女性，胸腺瘤 B1 型，$cT_3N_0M_0$ Ⅲ 期（AJCC 第八版），Masaoka-Koga 分期 Ⅲ 期，累及范围：前纵隔偏右侧肿物，肿瘤大小 7.2cm × 4.5cm × 12.0cm，压迫心包，右心耳，上腔静脉及右上肺静脉，并与之分界不清，右肺斜裂增厚。予术前放疗，靶区范围：GTV（红色线）为前纵隔肿瘤病灶，CTV（蓝色线）为 GTV 三维外扩 0.5cm，PTV 为 CTV 三维外扩 0.5cm。处方剂量：95% PTV 40Gy/2Gy/20f。实际计划的靶区及 OAR 的 DVH 数据如下，评估计划按照 95% PTV 60Gy/2Gy/30f 评价。

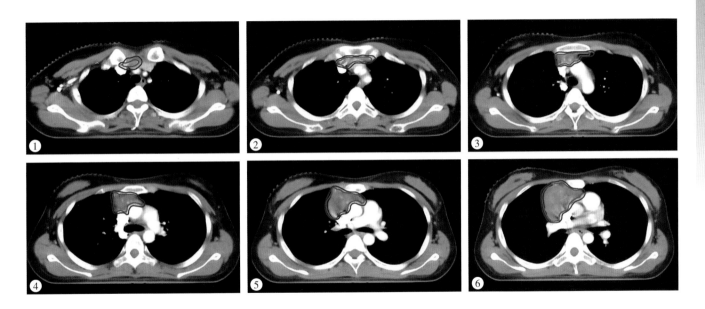

183

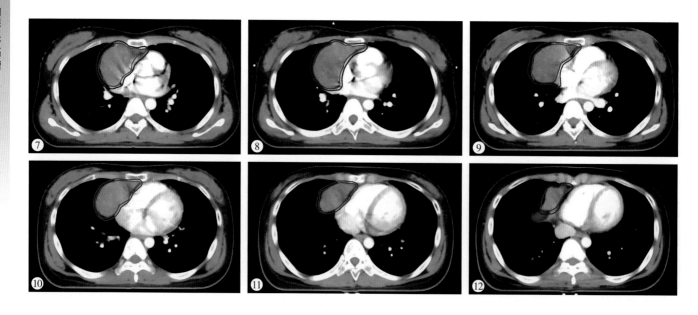

靶区实际剂量及 OAR 受量

ROI	剂量学参数	限量	实际受量
PTV	V_{95}	95%	95%
	D_{95}	40Gy	40Gy
双肺	V_5	≤ 50%	46.5%
	V_{20}	≤ 25%	15.7%
	D_{mean}	≤ 13Gy	10.7Gy
心脏	V_{30}	≤ 40%	37.1%
	V_{40}	≤ 30%	29.1%
脊髓	D_{max}	40Gy	39.2Gy
食管	V_{50}	≤ 50%	14.5%
	$V_{110\%}$	≤ 0.03cc	0

- **$pT_3N_0M_0$ 胸腺瘤 B2 型根治术后放疗靶区勾画**

46 岁男性，胸腺瘤根治术后，$pT_3N_0M_0$ ⅢA 期（AJCC 第八版），Masaoka-Koga 分期 ⅢA 期，累及范围：前纵隔见 3 个实性肿物，较大者 3cm×3cm，病变与胸膜、右上肺、心包粘连，纵隔淋巴结未见转移。靶区范围：GTVtb（红色线）为术前肿瘤瘤床(肿瘤侵犯范围),CTV(蓝色线)为 GTVtb 三维外放 0.5cm,PTV 为 CTV 三维外扩 0.5cm,处方剂量:95% PTV 50Gy/2.0Gy/25f。实际计划的靶区及 OAR 的 DVH 数据如下。

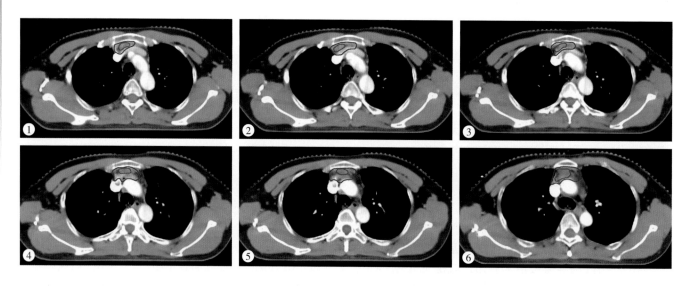

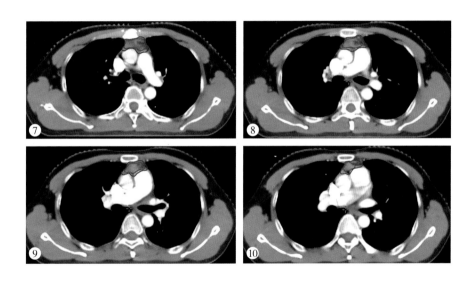

靶区实际剂量及 OAR 受量

ROI	剂量学参数	限量	实际受量
PTV	V_{95}	95%	95%
	D_{95}	50Gy	50Gy
双肺	V_5	≤ 50%	29.1%
	V_{20}	≤ 25%	9.2%
	D_{mean}	≤ 13Gy	6.46Gy
心脏	V_{30}	≤ 40%	17.9%
	V_{40}	≤ 30%	11.7%
脊髓	D_{max}	40Gy	32.4Gy
食管	$V_{110\%}$	≤ 0.03cc	0

【放疗适应证】

● 保乳术后辅助放疗

1. 术后无放疗禁忌证者均符合。

2. 老年低危患者可考虑省略保乳术后全乳放疗：年龄 ≥ 70 岁、$T_{1\sim2}N_0$、ER/PR+ 且接受内分泌治疗。

3. 术后病理导管原位癌（DCIS）满足以下条件，建议术后辅助放疗，同时行瘤床加量：年龄 <50 岁，或年龄在 50 岁以上，但包括以下至少 1 条标准：有临床症状、肿瘤可触及、多灶性疾病、肿瘤病理大小 ≥ 1.5cm、中高级别核分级、中心性坏死、粉刺样癌、切缘 <10mm。

● 改良根治术后辅助放疗

1. 绝对适应证：$T_{3/4}$ 或转移淋巴结个数 ≥ 4 个。

2. $T_{1\sim2}N_1$（1~3 个淋巴结转移）合并高危因素：年龄 ≤ 50 岁、激素受体阴性、淋巴结清扫数目不完整或转移比例 >20%；*HER2* 过表达、脉管癌栓、肿瘤分级 Ⅲ 级。

3. $T_{1\sim2}N_0$：不放疗。

4. 新辅助化疗后改良根治术后：$T_{3\sim4}/N_{2\sim3}$、ypN_+、cN_1 转化为 ypN_0［考虑年龄 <35 岁、肿瘤残余浸润癌的最大直径 >2cm 或不良分子亚型（ER–/HER2+ 无靶向治疗）］。

- **Ⅰ~Ⅱ期假体植入术后辅助放疗：放疗指征同改良根治术后。**

【放疗定位】

- **定位前准备**

1. 上肢上举功能锻炼。

2. 器官运动控制，可选用以下方法。

针对左乳保乳患者：深吸气后屏气（DIBH）或主动呼吸控制（ABC）定位。部分一般情况较好的患者，可训练患者进行 DIBH，尽可能保证吸气幅度一致，单次屏气时间可保持 30 秒以上（视频 1：DIBH 及 ABC 训练）。

- **体位及固定方式**

1. 保乳术后

常规体位：仰卧位、一体架、乳腺托架。

保乳术后仰卧位体位固定

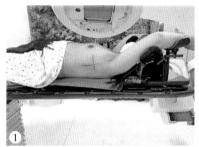 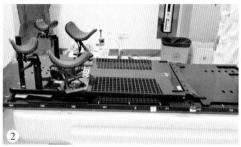

保乳术后俯卧位（大乳腺）体位固定

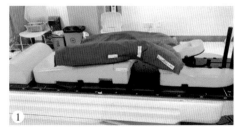 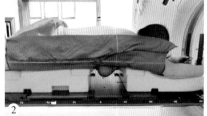

2. 改良根治术后假体植入术后

常规体位:仰卧位、颈胸腹一体架、乳腺托架、头部固定膜。

● **扫描方式及范围**

1. 保乳术后

铅丝标记乳腺轮廓或手术瘢痕,采用 CT 平扫,层厚 5mm,自颏下至 L_2,N_+ 情况可头部固定膜固定,特殊情况增强扫描,如 N_3、锁骨上下或胸骨旁淋巴结阳性。

2. 改良根治及重建术后

铅丝标记胸壁照射野:上界为锁骨头下缘,下缘为对侧乳腺皱襞下缘 2cm,外缘为腋中线,内缘为体中线,所有体表线均至少距离瘢痕 2cm。采用 CT 平扫,层厚 5mm,自颏下至 L_2,头部固定膜固定,特殊情况下可增强扫描。

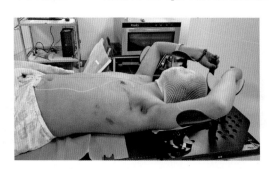

【术后辅助放疗靶区勾画】

- **保乳术后靶区勾画定义**

标准命名	解释	勾画建议
TB	瘤床靶区	术后改变:包括术后血肿、血清肿及术中钛夹标记位置 注:当无钛夹标记时参照手术瘢痕
CTV-TB	瘤床加量临床靶区	TB 外放 1~1.5cm,包括术后改变:血清肿、术后紊乱区;尽可能包全手术瘢痕,不超出全乳 CTV;若仅有手术瘢痕,瘢痕外放 1~1.5cm
CTV	临床靶区	患侧乳腺,参照体表定位铅丝标记,应包括全部腺体组织,包括 CTV-Boost
PTV-TB	瘤床计划靶区	CTV-Boost 三维外扩 0.5cm(根据各放疗中心的具体情况适当外扩)
PTV	计划靶区	CTV 三维外扩 0.5cm(根据各放疗中心的具体情况适当外扩)

注:参考 2021 年肿瘤放射治疗协作组(RTOG)勾画指南。

- **保乳术后 CTV 定义**

前界	后界	外界	内界	上界	下界
皮下 0.5cm	胸大肌、肋骨、肋间肌前方	参考体表标记,通常不超过腋中线(背阔肌前缘)/胸外侧动脉	参考体表标记,不超过胸肋关节/胸廓内动脉乳内支	参考体表标记,不超过胸锁关节	参考体表标记,乳腺隆起消失处

● **改良根治术后靶区勾画定义**

标准命名	解释	勾画建议
CTV	临床靶区	包括胸壁及区域淋巴引流区(锁上下、胸骨旁淋巴结、腋窝淋巴引流区)
CTVcw	胸壁的临床靶区	上下内外界在铅丝内 1~2cm,包全游离皮瓣的范围。前界为皮肤,后界为胸小肌前缘(目的是包全胸肌间淋巴结,不包括肋骨及肋间肌)。在下胸壁处,胸大、小肌变薄,且结构不清晰,CTV 后界需要在胸小肌后,肋骨肋间肌前
CTVsc	锁骨上下淋巴引流区 + 部分 II 组腋窝淋巴结的临床靶区	包括锁骨上内侧组、外侧组、颈静脉锁骨下静脉汇合处、腋窝 3 组和部分腋窝 2 组。上界:环状软骨下缘;下界:锁骨下静脉下缘下 0.5cm 水平;内界:颈内静脉内缘或颈内动脉外缘(不要求包全颈内动脉);外界:斜方肌内缘,胸小肌外缘(以包全胸肌间和胸小肌深面的部分 II 组腋窝淋巴结);前界:胸锁乳突肌深面和颈阔肌深面;后界:斜角肌腹面
CTVim	内乳淋巴引流区	内乳 CTV 包括第 1~3 前肋间内乳淋巴链。上界在锁骨下静脉下缘下 0.5cm 水平,与锁骨上下靶区衔接;下界在第 4 前肋的肋软骨上缘;前后左右界在内乳血管外 0.5cm,在肺组织和胸壁处修回
CTVax	腋窝 I 组	定义胸小肌外侧缘,前界:胸大肌背阔肌前缘连线;后界:肩胛下肌前缘;内侧界:胸小肌外侧缘;外侧界:背阔肌内缘;上界:腋血管跨胸小肌外缘;下界:胸大肌消失水平

标准命名	解释	勾画建议
PTV	计划靶区	CTV 三维外扩 0.5cm（根据各放疗中心的具体情况适当外扩）。胸壁 PTV 外放建议：胸壁采用调强计划时，PTV 为 CTV 三维外放 0.5cm，限制到皮肤表面［垫组织填充物（bolus）时］或皮下 0.5cm（不垫 bolus 时）。胸壁采用电子线照射时，PTV=CTV

1. 胸壁

改良根治术后胸壁定义，RTOG 版。

前界	后界	外界	内界	上界	下界
包全皮肤	肋骨与胸膜交界，包括肋骨与胸肌及胸壁肌群	腋中线除外背阔肌	胸肋关节	锁骨头下缘水平	对侧乳腺下界

改良根治术后胸壁定义，CSCO 版。

前界	后界	外界	内界	上界	下界
皮下 0.1cm	胸小肌前缘	腋中线（参考游离皮瓣范围）	体中线内 1cm（参考游离皮瓣范围）	锁骨头下缘水平	健侧乳房下皱襞水平

乳腺癌假体重建术后胸壁定义，ESTRO版。

前界	后界	外界	内界	上界	下界
皮下3~5mm	植入物背侧，无植入物处为肋骨、胸肌及肋间肌	参考体表标记，通常不超过胸外侧动脉	参考体表标记，胸廓内动脉乳内支	参考体表标记，锁骨头下缘水平	参考体表标记，对侧乳腺下界

（1）胸肌后植入型胸壁勾画

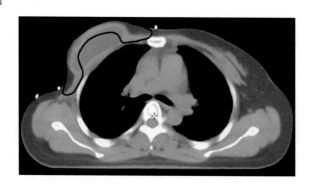

(2)胸肌前植入型胸壁勾画

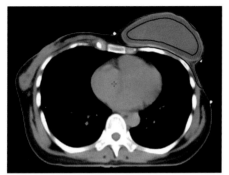

2. 淋巴引流区
乳腺癌淋巴引流区定义,RTOG、我院版。

	前界	后界	内侧	外侧	上界	下界
锁骨上淋巴结 CTV	胸锁乳突肌内侧	斜方肌侧腹,然后回缩,沿锁骨-锁骨下肌走行,包括锁骨下静脉汇入腋静脉处	甲状腺及气管外侧	斜方肌内缘、锁骨或锁骨下肌、从斜方肌连线到胸锁乳突肌后缘	环状软骨下缘	包括腋静脉三角/锁骨头下缘

（续）

	前界	后界	内侧	外侧	上界	下界
腋窝Ⅰ组淋巴结CTV	胸大肌背阔肌前缘连线	肩胛下肌前缘	胸小肌外侧缘	背阔肌内缘	腋血管跨胸小肌外缘	胸大肌消失水平
腋窝Ⅱ组淋巴结CTV	胸小肌前缘（胸大肌后缘）	肋骨及肋间肌	胸小肌内侧缘	胸小肌外缘	腋血管跨胸小肌内缘	腋血管跨胸小肌外缘
腋窝Ⅲ组淋巴结CTV	胸大肌后缘	肋骨及肋间肌	胸廓入口	胸小肌内缘	胸小肌插入环状软骨处	腋血管跨胸小肌内缘
胸骨旁淋巴结CTV（ESTRO）	胸廓内动静脉前缘	胸膜	胸廓内静脉内 0.5cm	胸廓内静脉外 0.5cm	锁骨上区下界（锁骨下静脉下 0.5cm）	第4肋骨上缘（高危患者可至第5肋骨上缘）

【危及器官勾画】

乳腺癌放疗危及器官勾画定义

计划系统命名	描述	勾画建议	备注
Heart	心脏及心包	勾画心脏时要沿着心包。心脏上缘自过中线的肺动脉干下缘开始勾画，直至心尖部下缘	必须勾画

计划系统命名	描述	勾画建议	备注
LAD	冠状动脉左前降支	LAD 从主动脉起始部发出冠脉左主干,长约 2cm,然后分出 LAD,走行在室间沟内。LAD 不包括左主干,向下勾画全长达心尖水平。考虑到心脏跳动的 PRV,LAD 勾画统一直径为 1cm	必须勾画
RA	冠状动脉右主干	从主动脉起始部发出,走行在右侧房室间隔处,勾画全长。考虑到心脏跳动的 PRV,RA 勾画统一直径为 1cm	必须勾画
Lungs Lung_L Lung_R	肺	肺窗上勾画,左右肺分开勾画,包括从肺门伸入肺组织的小血管,不包括肺门、气管、支气管等纵隔结构	必须勾画
Spinal cord Spinalcord_PRV	椎管	勾画脊髓边界,前后左右外放 5mm 成脊髓 PRV(cord PRV),上界至颅底,下界至第二腰椎下缘	必须勾画
Brachial plexus L/R	患侧臂丛神经	参照 RTOG 勾画指南,自 $C_4 \sim C_5$ 开始勾画至锁骨头下 1cm,在椎间孔至前中斜角肌间隙勾画臂丛,臂丛勾画直径统一为 0.6cm	必须勾画
Joint L/R	患侧肩关节	在骨窗上勾画,包括整个肱骨头和肩关节腔、关节面	必须勾画
Thyroid	甲状腺	勾画包全甲状腺左、右叶和峡部	
Esophagus	食管	从食管入口到气管分叉水平	必须勾画

（续）

计划系统命名	描述	勾画建议	备注
Stomach	胃	范围：上接贲门，下连十二指肠，包括胃底、胃体、胃窦。注意：一般建议口服对比剂/水或胃充盈状态下勾画	必须勾画
Liver	肝	范围：上至右膈底，下至肝实质消失处。注意：不要遗漏左叶；鉴别与心脏的边界；胆囊不包括在内；下腔静脉如在肝脏边缘外侧，勾画时排除在外；尾叶在门静脉后方时，门静脉不在内；尾叶在门静脉左侧时，应当勾画门静脉在内	必须勾画
Breast L/R	健侧乳腺	勾画健侧乳腺全腺体	必须勾画

【放疗的剂量和分割】

● 保乳术后、改良根治术后及乳房重建术后放疗的剂量要求

靶区名称	剂量学参数	要求值/Gy	分割次数/f
PTV	$D_{95\%}$	43.5/50	15/25
PTV-Boost	$D_{95\%}$	49.5/52.2/60	15/18/25

- **危及器官限量**

正常组织	限量条件	大分割 (43.5Gy/15f)		常规分割 (50Gy/25f)	
		剂量学指标	限值	剂量学指标	限值
心脏 (左乳癌)	目标	D_{mean}	<8Gy	平均剂量	<10Gy
	可接受偏移		<10Gy		<12Gy
	目标	V_5	<45%	V_5	<50%
	可接受偏移		<50%		<55%
心脏 (右乳癌)	目标	平均剂量	<5Gy	平均剂量	<6Gy
	可接受偏移		<6Gy		<8Gy
	目标	V_5	<30%	V_5	<35%
	可接受偏移		<35%		<40%
LAD	目标	V_{40}	<20%	V_{40}	<20%
	可接受偏移		<25%		<25%
	目标	平均剂量	10Gy	平均剂量	—
	可接受偏移		15Gy		—

正常组织	限量条件	大分割(43.5Gy/15f)		常规分割(50Gy/25f)	
		剂量学指标	限值	剂量学指标	限值
RA	目标	V_{40}	<20%	V_{40}	<20%
	可接受偏移		<25%		<25%
	目标	平均剂量	10Gy	平均剂量	15Gy
	可接受偏移		13Gy		18Gy
患侧肺	目标	平均剂量	<15Gy	平均剂量	<15Gy
	可接受偏移		<16Gy		<16Gy
	目标	V_{20}	<25%	V_{20Gy}	<25%
	可接受偏移		<32%		<35%
	目标	V_5	<55%	V_5	<55%
	可接受偏移		<60%		<60%
健侧肺	目标	V_5	<20%	V_5	<20%
	可接受偏移		<25%		<25%

正常组织	限量条件	大分割 (43.5Gy/15f)		常规分割 (50Gy/25f)	
		剂量学指标	限值	剂量学指标	限值
健侧乳腺	目标	平均剂量	<5Gy	平均剂量	<5Gy
	可接受偏移		<8Gy		<8Gy
脊髓 PRV	目标	最大剂量	<30Gy	最大剂量	<40Gy
	可接受偏移		<32Gy		<45Gy
患侧臂丛	目标	最大剂量	<48Gy	最大剂量	<55Gy
	可接受偏移		<50Gy		<58Gy
患侧肩关节	目标	V_{30}	<30%	V_{30}	<30%
	可接受偏移		<35%		<35%
甲状腺	目标	平均剂量	<21Gy	平均剂量	<30Gy
	可接受偏移		<30Gy		<35Gy
食管	目标	V_{20}	25%	V_{20}	30%
	可接受偏移	V_{30}	0.037cc	V_{42}	0.037

（续）

正常组织	限量条件	大分割（43.5Gy/15f）		常规分割（50Gy/25f）	
		剂量学指标	限值	剂量学指标	限值
肝（右乳癌）	目标	V_5	<25%	V_5	<25%
	可接受偏移		<30%		<30%
胃（左乳癌）	目标	V_5	<25%	V_5	<25%
	可接受偏移		<30%		<30%
肝（左乳癌）	目标	V_5	10%	V_5	10%
	可接受偏移		15%		15%
胃（右乳癌）	目标	V_5	10%	V_5	10%
	可接受偏移		15%		15%

【靶区勾画示例】

● 保乳术后放疗

34岁女性，诊断：右侧乳腺癌保乳＋右侧腋窝淋巴结清扫术后，$pT_3N_0M_0$ ⅡB期三阴性。累及范围：右乳外上象限浸润性癌，Ⅱ级，无脉管瘤栓及神经侵犯，切缘阴性，淋巴结0/6。

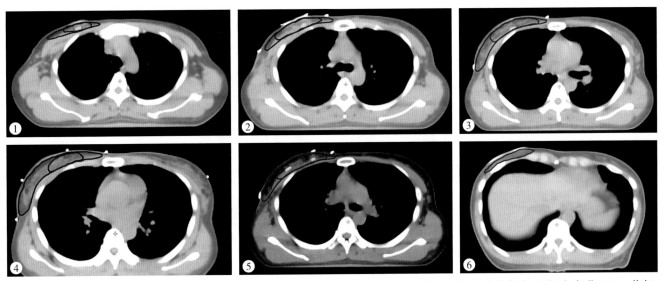

CTV-Boost（蓝色线）. Boost 外放 1~1.5cm,包括术后改变、血清肿、术后紊乱区；尽可能包全手术瘢痕,不超出全乳 CTV；若仅有手术瘢痕,瘢痕外放 1~1.5cm；CTV（蓝色线）. 患侧乳腺,参照体表定位铅丝标记,应包括全部腺体组织,包括 CTV-Boost。

● **乳腺假体重建术后放疗**

39 岁女性,诊断: 右侧乳腺癌新辅助化疗后改良根治术 + Ⅰ 期假体植入术后,$cT_3N_1M_0$ ⅡB 期 → $ypT_1N_{2a}M_0$ ⅡA 期 HER 过表达型。累及范围: 右乳外象限浸润性癌,Ⅲ级,腋窝淋巴结 4/20。靶区勾画示例。

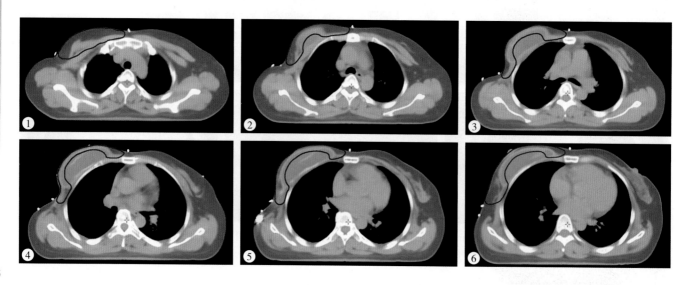

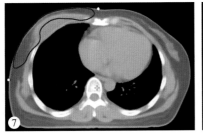
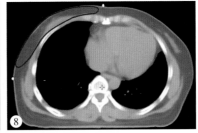

CTVcw(蓝色线). 包括假体前方胸大肌及胸壁; CTVsc. 锁骨上下淋巴引流区(略)。

- **改良根治术后放疗**

57 岁女性, 诊断: 右侧乳腺癌改良根治术后, $pT_2N_{3a}M_0$ Luminal B1 型。累及范围: 右乳内象限浸润性癌 Ⅱ ~ Ⅲ级, 脉管瘤栓及神经侵犯阳性, 切缘阴性, 淋巴结 17/19, 部分包膜外侵犯。

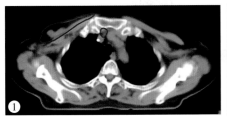
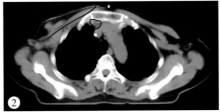
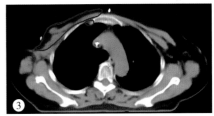

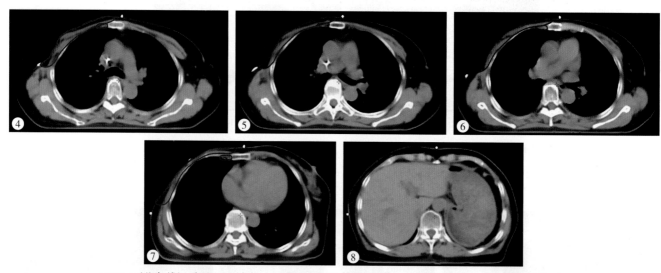

CTVcw（蓝色线）. 胸壁及区域淋巴引流区；CTVsc/im（蓝色线）. 锁骨上下, 胸骨旁淋巴引流区。

原发性肝细胞肝癌

【放疗适应证】

- **未手术患者的放疗**
1. 因各种原因不能行手术的小肝癌患者。
2. 伴有门静脉癌栓/下腔静脉癌栓的患者。
3. 符合肝移植适应证的肝细胞肝癌患者,等待肝源移植过程中的桥接治疗。
4. 行消融治疗/动脉栓塞化疗等介入术后影像仍可见肿瘤残存的患者。
- **窄切缘术后的辅助放疗**
原发性肝癌切除术切缘安全边界不足 1cm 患者。

【放疗定位】

● 定位前准备

1. 器官运动控制,可选用以下方法:

(1)部分呼吸运动幅度均匀 <1cm、节律规整的患者,可采用 4D-CT 定位。

(2)部分一般情况较好的患者,如配备有光学体表追踪系统或主动呼吸控制系统,可训练患者练习深吸气屏气,尽可能保证吸气幅度一致,单次屏气时间可保持 30 秒以上。

(3)腹压装置定位。

2. 留置针及 CT 增强知情同意书。

● 体位及固定方式

常规体位:仰卧位,真空袋和 / 或体膜固定;

或采用腹压装置。

● 扫描方式及范围

CT 平扫 + 增强(除非有明确禁忌证)、层厚 5mm。有 MRI 模拟机可采用 MRI 定位,MRI 定位需采用相同固定体位和装置。

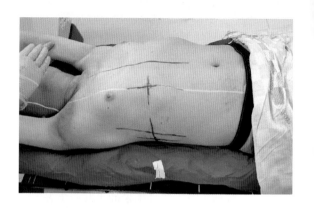

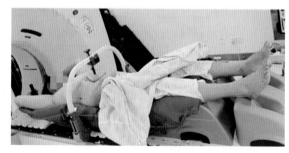

范围:胸骨角—肋弓下 5cm,如有膈肌麻痹等特殊情况,以肝脏上下界超过 5cm 为佳。

● **影像融合要求**

患者定位前两周内的上腹部增强 MRI,以 Gd-EOB-DTPA(普美显)增强最佳。

【放疗靶区勾画】

靶区定义

标准命名	解释	勾画建议
GTVp	大体肿瘤原发灶靶区	结合患者诊断,勾画增强 CT、MRI 上可见的大体肿瘤。如患者采用 4D 定位,勾画需包括全部时相可见的大体肿瘤
GTVv	大体肿瘤癌栓靶区	结合患者诊断,勾画增强 CT、MRI 上可见的下腔静脉、门静脉癌栓。如患者采用 4D 定位,勾画需包括全部时相可见的癌栓
GTVtb	大体肿瘤瘤床靶区	结合患者术中标记、手术记录、影像学术后改变区域勾画。如患者采用 4D 定位,GTVtb 勾画需包括全部时相可见的瘤床区域
ITV	内靶区	如腹压装置定位,GTV 距离门静脉 2cm 内分别外扩 4.3mm、4.4mm、6.1mm,距离门静脉 5cm 外分别外扩 3.5mm、7.3mm、9.7mm
CTVp	临床肿瘤原发灶靶区	GTVp 外扩 4mm(非必须)

（续）

标准命名	解释	勾画建议
CTVv	临床肿瘤癌栓靶区	GTVv 沿脉管方向外扩 10mm，不超过解剖学屏障
CTVtb	临床肿瘤瘤床靶区	GTVtb 外扩 1cm
PTV	计划靶区	CTV 三维外扩 0.5cm，或直接由 GTV 外扩形成

注：小肝癌 SBRT 放疗参照肝转移 SBRT 章节。

【危及器官勾画及限量】

● 危及器官勾画定义

标准命名	勾画建议	备注
LiverNormal	正常勾画整个肝脏后，减去不包含器官运动的 GTV 体积	
Duodenum	范围：①球部：接胃窦，向右后方行走，至胆囊颈后下方，急转为降部；②降部：沿右肾内侧下降，至 L_3 水平左拐，左侧紧贴胰头；③水平部：L_3 水平，腹主动脉前方，肠系膜上动脉静脉紧贴前方下行；④升部：L_3 左侧向上，至 L_2 左侧急转下前方，移行为空肠	SBRT 时需外扩至少 3mm 形成 PRV

标准命名	勾画建议	备注
Colon	范围：①上接回盲部，下连乙状结肠；②包括升结肠、横结肠、降结肠；③止于 PTV 上 / 下 1cm	
Intestine	范围：①解剖学小肠上续幽门，下止于回盲部；②勾画时十二指肠单独勾画；③ PTV 上 / 下 1cm 范围。 注意：一般建议行对比剂显影后勾画（定位前 30min），以辅助区别结肠	SBRT 时需外扩至少 3mm 形成 PRV
Stomach	范围：上接贲门，下连十二指肠，包括胃底、胃体、胃窦。 注意：一般建议口服对比剂或胃充盈状态下勾画	SBRT 时需外扩至少 3mm 形成 PRV
Kidney_L/R	所有肾实质	必要时
Spinal Cord	当需行腹膜后野照射时需勾画。 定位 CT 扫描范围内脊髓，包块马尾（L_5 下缘）	必要时

- **危及器官限量**

结构名称	剂量学参数	目标	可接受的变化
LiverNormal	D_{mean}	≤ 28Gy <6Gy（Child-Pugh B 级）	≤ 30Gy
	V_{15}	<700cc	
	V_{30}	<23%	<30%
Duodenum	D_{max}	<50Gy	<52.5Gy
Colon	D_{max}	<52.5Gy	≤ 55Gy
Intestine	V_{15}	≤ 120cc	
	V_{45}	≤ 192cc	
Stomach	D_{max}	<50Gy	<52.5Gy（0.03cc）
Kidney_L/R	D_{mean}	≤ 15Gy	≤ 18Gy
	V_{20}	≤ 20%	≤ 32%
Spinalcord	D_{max}	<40Gy	<45Gy

注：大分割放疗限量参考肝 SBRT 章节。

【放疗的剂量和分割】

结构名称	剂量学参数	目标	可接受	分次
PTV	$D_{95\%}$	≥ 50Gy	≥ 45Gy	25f
	$D_{95\%}$	35~50Gy	≥ 25Gy	5~8f

【靶区勾画示例】

- **未手术原发性肝癌放疗**

48 岁男性, 诊断: 原发性肝细胞肝癌伴门静脉癌栓形成, BCLC C 期。行 CT 及 MRI 定位, 腹压装置控制呼吸运动。

靶区范围: GTVv (粉红色线) 为影像可见的癌栓范围, GTVp (红色线) 为影像可见的原发灶范围, ITV (紫红色线) 为 GTVv+GTVp 前后左右外扩 4mm, 上下外扩 6mm 形成, PTV 为 ITV 三维外扩 5mm。

扫码听讲解

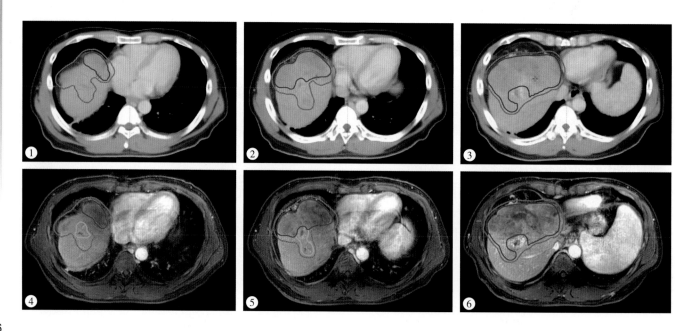

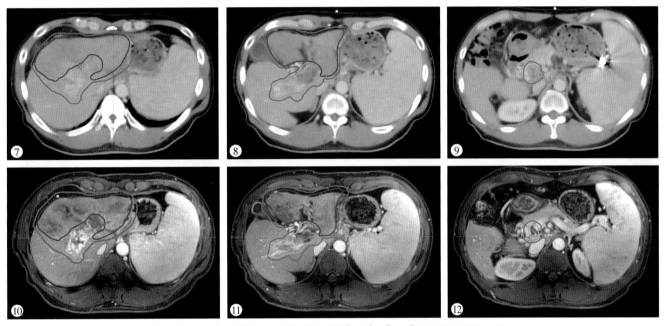

图①~③、⑦~⑨为 CT 勾画图示,图④~⑥、⑩~⑫为 MRI 勾画图示。

● **术后窄切缘辅助放疗**

67 岁,诊断:原发性肝细胞肝癌术后,术中近血管边缘不足 1cm,相应切缘做银夹标记。行 CT 模拟定位,深吸气屏气控制呼吸运动。

靶区范围:GTVtb(红色线)为影像可见的术后改变、银夹标记的瘤床,CTV(蓝色线)为 GTVtb 外放 1cm。

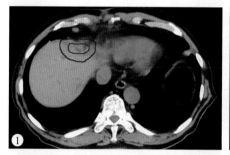
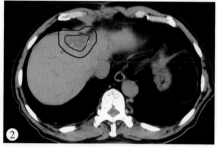
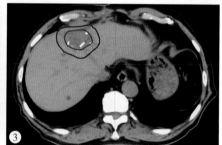

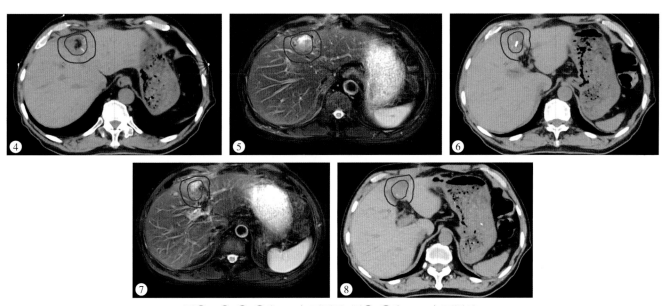

图①～④、⑥、⑧为 CT 勾画图示,图⑤、⑦为 MRI 勾画图示。

胃癌

【放疗适应证】

● 术后放疗

1. R0 切除且淋巴结清扫 <D2 范围者：术后病理提示 $T_{2\sim4}$ 和 / 或淋巴结转移。

2. R1/R2 切除术后。

● 术前放疗

1. 可切除胃癌

胃食管结合部肿瘤 $T_{1\sim2}N_{1\sim3}M_0$ 或 $T_{3\sim4}N_0M_0$ 患者。

胃食管结合部肿瘤 $T_{3\sim4a}N_{1\sim3}M_0$ 患者。

2. 局部晚期不可切除胃癌。

● 胃癌 M_1 放疗

临床分期为 $cT_xN_xM_1$，M_1 特指 No.16a2 和 No.16b1 淋巴结转移。

● 晚期胃癌减症、姑息放疗

远处转移的胃癌患者，根据情况照射原发灶或转移灶，可达到缓解梗阻、压迫、出血或疼痛的目的，提高患者生存质量。

【放疗定位】

● 定位前准备

1. 术后放疗：空腹 4 小时，可于定位前 30 分钟以上饮水 400~500ml（为含对比剂碘海醇 10ml 溶剂；或者清水），显影小肠；无需充盈残胃（如有残胃的话）。

2. 术前放疗：推荐患者定位前于内镜下行钛夹标记肿瘤上下界。在 CT 模拟定位前空腹 4 小时，扫描前 30 分钟口服含阳性对比剂的水 300ml 或者清水以显影小肠。为了减少胃部充盈大小造成的照射体积差异，CT 扫描前及每次放疗前 5 分钟，患者需服用 300ml 半流食（每次定量）或者空腹。

● 体位以及固定

仰卧位，双手抱肘上抬，置于额头；热塑体膜或者真空垫 / 发泡胶固定。

● 定位 CT 图像扫描范围

膈上 10cm 左右至 L_5 下缘水平（食管胃交界或近 1/3 胃癌，扫描上界需包括全肺）；扫描层厚：≤ 5mm；建议静脉增强。

【术后放疗靶区勾画】

● 靶区定义

1. CTV：对于术后放疗患者应结合原发病灶部位、手术切除及清扫范围、消化道重建方式以及术后病理情况选择勾画。

瘤床：根据治疗前影像学检查所示、术中描述以及术后病理情况，确定原发灶与周围结构、器官毗邻区域。如术中放置标记，则须参考标记范围。

吻合口：胃切除术重建方式主要包括：残胃十二指肠 Billroth Ⅰ 式吻合、残胃空肠 Billroth Ⅱ 式吻合、Billroth Ⅱ式 +Braun 吻合，以及残胃空肠 Roux-en-Y 吻合。胃癌切除术将部分胃或者全胃在肿瘤上下外扩一定范围切除，切除后十二指肠残端和残胃残端在不同的重建方式中，胃上下切缘与肠或胃吻合的部位为上下切缘；正常的肠道或胃的闭合处，为非吻合口。根据切缘距离肿瘤的长度，上下切缘需包括在放射野内，放疗靶区无需包括重建术式中的闭合端。

淋巴引流区：根据日本胃癌协会对于淋巴结分区的定义确定。按照原发病灶的不同位置选择照射相应区域。R2手术切除后如有淋巴结残留，则须在前述区域基础上，包括相应淋巴引流区。

2. PTV：参考国际辐射单位与测量委员会(ICRU)83 号报告，结合呼吸运动幅度、充盈状态确定 ITV 外放范围。再结合摆位误差、系统误差以及是否应用图像引导放疗确定 PTV 外放范围。PTV=CTV+ITV+ 外放边界。

术后靶区定义和建议

标准命名	解释	勾画建议
CTV	亚临床靶区	应结合原发病灶部位、手术切除清扫范围、消化道重建方式以及术后病理情况考虑勾画包括瘤床、吻合口以及淋巴引流区，残胃不再建议作为靶区勾画
PTV	计划靶区	PTV 为 CTV 上下外放 1cm、其余方向外放 0.5~0.7cm

靶区选择性照射范围

分期	吻合口	瘤床及器官受累区域	淋巴引流区
$T_{4b}N_x$	切缘 ≤ 3cm 或切缘阳性,则需包括	是	是
$T_{1-4a}N_+$		否	是
$T_{4a}N_0$		否	是
T_3N_0		否	是

D1/D2 术后依原发病灶的部位选择性照射淋巴引流区

原发灶部位	需照射淋巴引流区
近端 1/3	7,8,9,11p,16a2,16b1[*]
中段 1/3	7,8,9,11p,12a,13,14[#],16a2,16b1[*]
远端 1/3	7,8,9,11p,12a,13,14[#],16a2,16b1[*]

注:#. 如 6 区淋巴结转移,则需包括 14 区;*. 如 7~12 区淋巴结转移或者 N_{2-3} 病变,则需包括至 16b1。

- **胃癌区域淋巴结分区**

组别	分区	描述	上界	下界	前界	后界	左界	右界
1	贲门右淋巴结	胃壁外扩1.5cm,并避开周围结构、器官	贲门口	贲门口下5cm	肝脏	主动脉及椎前	在横断面水平将贲门左右平分,左侧为贲门左淋巴结	肝脏及纵隔胸膜
2	贲门左淋巴结		贲门口	贲门口下5cm	肝脏	主动脉及纵隔胸膜	胃壁外	在横断面水平将贲门左右平分,右侧为贲门右淋巴结
3	胃小弯淋巴结		贲门右淋巴结	幽门环	肝脏前缘	脾脏前缘	胃壁	肝脏和胃左淋巴结
4	胃大弯淋巴结		贲门左淋巴结	幽门环	肝脏前缘	脾脏前缘	—	胃壁
5	幽门上淋巴结		幽门环及肝脏	幽门下淋巴结(在冠状面将幽门上下平分)	肝左叶	—	胃壁	肝脏
6	幽门下淋巴结		幽门上淋巴结(在冠状面将幽门上下平分)	结肠	—	胰头及肝脏	—	—

组别	分区	描述	上界	下界	前界	后界	左界	右界
7	胃左淋巴结	胃左动脉基础上外扩 1cm	贲门下	腹腔干	胃小弯淋巴引流区，胰腺淋巴引流区	腹主动脉	胃小弯淋巴引流区	肝脏
8	肝总淋巴结	肝总动脉(腹腔干分支)基础上外扩 1cm		胰腺	肝脏	门静脉	肝总动脉根部	肝总动脉分叉
9	腹腔干淋巴结	腹腔干基础上外扩 1cm	腹腔干上 1cm	腹腔干下 1cm，肠系膜上动脉上水平	腹腔干分叉	腹主动脉	脾动脉及胰腺	下腔静脉
10	脾淋巴结	脾动脉胰尾端和脾门血管基础上外扩 1cm	脾门上 1cm	脾门下 1cm	脾门前 1cm	脾脏	脾脏	脾动脉淋巴引流区
11p	脾动脉近端淋巴结	脾动脉基础上外扩 1cm，从起始到脾动脉的 1/2			胰腺	腹腔干分叉		

胃癌

组别	分区	描述	上界	下界	前界	后界	左界	右界
11d	脾动脉远端淋巴结	脾动脉基础上外扩1cm，脾动脉到胰尾的距离的中间位置到胰尾结束			胰腺	腹腔干分叉		
12a	肝十二指肠淋巴结（沿肝固有动脉）	肝固有动脉基础上外扩1cm，从起源到肝动脉左右分支到肝总动脉	左侧肝固有动脉上界	胰头上方	左侧肝固有动脉前界	肝脏	门静脉左侧	右侧肝固有动脉右界
13	胰头后淋巴结		胰头最上层	胰头最下层	胰腺	下腔静脉	肠系膜下静脉	十二指肠左侧壁
14v	肠系膜上静脉淋巴结	肠系膜上静脉基础上外扩，从胰腺最下界到结肠静脉分支出现处	肠系膜上动脉上缘水平开始	肠系膜上动脉分叉				

组别	分区	描述	上界	下界	前界	后界	左界	右界
14a	肠系膜上动脉淋巴结	肠系膜上动脉基础上外扩，肠系膜动脉起始部开始沿血管2.5cm到3cm，外扩1cm	肠系膜上动脉上缘水平开始	肠系膜上动脉分叉				
15	中结肠淋巴结	从血管起始到横结肠和肠系膜上血管根部，血管外扩1cm	结肠中动脉上1cm	结肠中动脉下1cm	横结肠	十二指肠	腹主动脉	下腔静脉右侧水平
16a1	腹主动脉旁淋巴结a1	腹主动脉外轮廓三维外放2cm	横膈起始	腹腔干分支起始	腹主动脉	椎体		下腔静脉外侧

（续）

组别	分区	描述	上界	下界	前界	后界	左界	右界
16a2	腹主动脉旁淋巴结 a2		腹腔干分支起始	左肾静脉最下段		椎体		
16b1	腹主动脉旁淋巴结 b1		左肾静脉最下段	肠系膜下动脉起始处最上段		椎体		
16b2	腹主动脉旁淋巴结 b2		肠系膜下动脉起始处最上段	左右髂总动脉分叉水平		椎体		

• Ivor-Lewis 术后放疗淋巴引流区示例

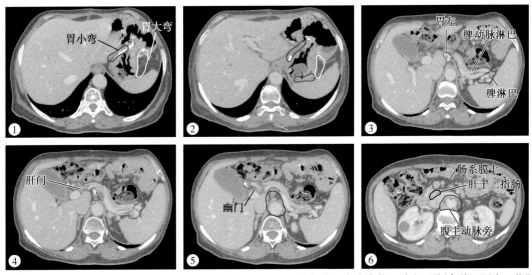

胃小弯淋巴引流区(蓝色线); 胃大弯淋巴引流区(白色线); 脾淋巴引流区(棕色线); 脾动脉淋巴引流区(绿色线); 肝十二指肠淋巴引流区(深蓝色线); 幽门上淋巴引流区(黄色线); 肝门淋巴引流区(天蓝色线); 胃左淋巴引流区(深绿色线), 腹主动脉旁淋巴引流区(红色线); 肠系膜上动脉淋巴引流区(粉红色线); 腹腔干淋巴引流区(紫色线)。

【术前放疗靶区勾画】

● 靶区的定义及勾画建议

标准命名	定义	勾画建议
GTV	肿瘤原发灶	结合胃镜、超声、CT 及 MR 确定的胃癌初始肿瘤原发病灶
GTVnd	转移淋巴结	根据 CT,有条件者行 PET-CT 明确的阳性淋巴结
CTV	亚临床靶区	取决于原发肿瘤部位及其侵犯程度、淋巴结转移情况等,CTV 包括 GTV 和 GTVnd 及高危淋巴引流区
PTV	计划靶区	PTV 为 CTV 上下外放 1cm、其余方向外放 0.5~0.7cm

● CTV 范围

CTV 的范围取决于原发肿瘤部位及其侵犯程度、淋巴结转移情况等,CTV 包括 GTV 和 GTVnd 及高危淋巴引流区。

根据肿瘤不同原发部位对应的淋巴引流区照射范围

肿瘤位置	淋巴引流区照射范围
Siewert Ⅱ型	7、9、11p、19、20、110~112
Siewert Ⅲ型	7、9、10、11p、11b、19、20、110、111
近 1/3 段胃癌	7、9、10、11p、11b、19

肿瘤位置	淋巴引流区照射范围
中 1/3 段胃癌	7、8a、8p、9、11p、11b、18、19
远 1/3 段胃癌	7、8a、8p、9、11p、12、13、17、18

注：GEJ. 胃食管结合部；7. 胃左淋巴引流区；8a. 肝总动脉前组淋巴引流区；8p. 肝总动脉后组淋巴引流区；9. 腹腔淋巴引流区；10. 脾淋巴引流区；11p. 脾动脉近端淋巴引流区；11b. 脾动脉远端旁淋巴引流区；12. 肝十二指肠淋巴引流区；13. 胰头后淋巴引流区；17. 胰头前淋巴引流区；18. 胰腺下淋巴引流区；19. 膈下淋巴引流区；20. 膈肌食管裂孔处淋巴引流区；110. 胸下段食管旁淋巴引流区；111. 膈上淋巴引流区；112. 后纵隔淋巴引流区。

- **术前放疗淋巴引流区示例**

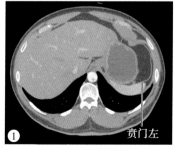
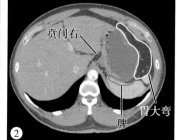
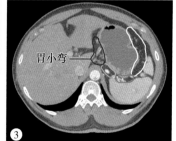

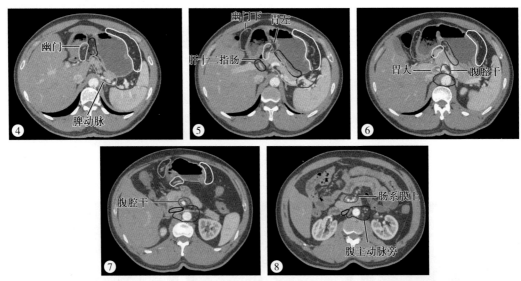

贲门右淋巴引流区(绿色线);贲门左淋巴引流区(橙色线);胃小弯淋巴引流区(蓝色线);胃大弯淋巴引流区(白色线);幽门上淋巴引流区(黄色线);幽门下淋巴引流区(淡粉色线);胃左淋巴引流区(深绿色线);肝门淋巴引流区(天蓝色线);腹腔干淋巴引流区(粉红色线);脾淋巴引流区(棕色线);脾动脉淋巴引流区(绿色线);肝十二指肠淋巴引流区(深蓝色线);肠系膜上动脉淋巴引流区(粉红色线);腹主动脉旁淋巴引流区(红色线)。

【危及器官限量】

根据 RTOG 共识勾画正常组织,各器官限量如下,危及器官勾画详见腹部正常组织勾画。

术后危及器官限量

	剂量学参数	目标	可接受
脊髓 PRV	D_{max}	40Gy	<45Gy
残胃	V_{40}	40%	—
	V_{50}	10%	—
肺	V_5	2 300cc	—
	V_{20}	20%	—
肾脏	V_{20}	30%	35%
	D_{mean}	17Gy	20Gy
心脏	V_{25}	50%	—
	V_{40}	30%	—
小肠	V_{15}	275cc	—
	V_{40}	<150cc	—

术前危及器官限量

	剂量学参数	目标	可接受
脊髓 PRV	D_{max}	40Gy	<45Gy
全胃	D_{max}	50Gy	54Gy
肺	V_{20}	20%	—
肾脏	V_{20}	26%	30%
	D_{mean}	18Gy	20Gy
心脏	V_{30}	26%	30%
	V_{40}	30%	—
小肠	D_{max}	42Gy	—
	V_{40}	10%	—
肝	V_{30}	26%	

【放疗的剂量和分割】

● 胃癌术后放疗

处方剂量：45~50Gy/1.8~2.0Gy/25~28f；术后病理 R1 切除：PTV 40~45Gy/1.8~2.0Gy/20~25f；病理阳性区域：50~56Gy/ 2.0~2.24Gy/25f；或序贯加量 6~10Gy/1.8~2.0Gy/3~5f。

● 胃癌术前放疗

处方剂量：45~50.4Gy/1.8Gy/25~28f。

【靶区勾画示例】

● 胃癌术后放疗

67 岁女性，诊断为胃低分化腺癌，患者行腹腔镜下远端胃大部切除术，D1 淋巴结清扫术。术后病理提示胃弥漫浸润型低分化腺癌，肿瘤侵及浆膜，淋巴结转移 5 枚，分别位于 6 组(2/6)，3 组(2/2)，4 组(1/2)，可见神经侵犯，未见脉管癌栓，切缘阴性。诊断分期为 $pT_{4a}N_2M_0$ ⅢA 期。患者术后行 6 周期 SOX 方案化疗。现患者拟行术后同步放化疗。

靶区勾画：CTV：淋巴引流区 7、8、9、11p、12、13、14、16a2；PTV：CTV 头脚外放 1cm、前后左右外放 0.7cm。

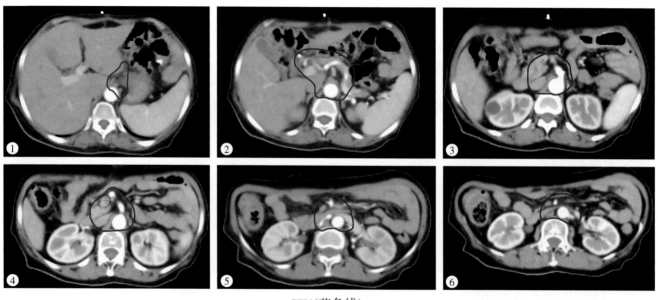

CTV(蓝色线)。

- **胃癌术前放疗**

60 岁男性,诊断为胃食管结合部低分化腺癌,Siewert Ⅱ型,可见多发淋巴结转移,诊断分期为 $cT_{4a}N_2M_0$ ⅢB 期,治疗方案为新辅助同步放化疗,放疗日同步替吉奥 60mg b.i.d.。

靶区勾画:GTV 影像及胃镜可见胃体肿瘤,GTVnd 影像可见转移淋巴结;CTV:GTV 及淋巴引流区(3、5、6、7、8、9、11p、12、14a、14v、16a1、16a2);PTV:CTV 头脚外放 1cm、前后左右外放 0.5cm。

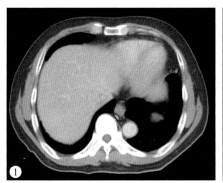 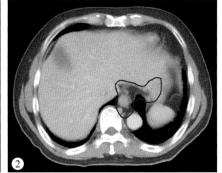 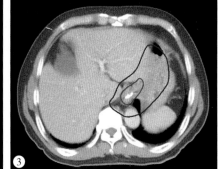

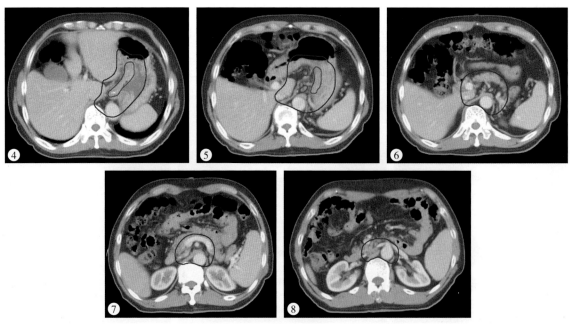

GTV（红色线）；GTVnd（粉红色线）；CTV（蓝色线）。

胰腺癌

【放疗适应证】

● 新辅助 / 根治性放疗

1. 新辅助放射治疗：仅限于可切除胰腺癌和临界可切除胰腺癌。

2. 根治性放射治疗：立体定向放射治疗（SBRT）多用于临界可切除胰腺癌和局部晚期胰腺癌，最佳的患者选择尚不明确。不适用于转移性、大肿瘤或诊断性内镜下见胃肠道黏膜浸润明显的患者【音频解释】。

● 术后辅助放疗

具有以下高危复发因素的患者建议行术后放疗：①淋巴结转移（尤其淋巴结包膜外浸润）；②胰腺癌术后肿瘤切缘阳性或肿瘤残存者（R1/2 切除）【音频解释】。

扫码听讲解

临界可切除标准

	特征	要求
可切除	a. 肿瘤和血管之间有正常组织间隙； b. 没有转移疾病的证据	a 和 b

（续）

	特征	要求
临界可切除	a. 肿瘤和血管之间失去正常组织间隙； b. 肠系膜上静脉 / 门静脉受累表现为变形、狭窄或静脉闭塞，但可手术重建； c. 肿瘤围绕肠系膜上动脉或腹腔干 <180°； d. 没有转移疾病的证据	a 和 / 或 b 或 c 或 d
不可切除	a. 肿瘤围绕肠系膜上动脉或腹腔干 >180°； b. 肠系膜上静脉 / 门静脉闭塞且无法重建； c. 包绕肝动脉； d. 证实转移性疾病	a,b,c,d 至少一项

- **姑息性放疗**

晚期胰腺癌的止痛放疗（腹痛或者骨转移造成的疼痛等）。

【放疗定位】（以 SBRT 为例）

- **定位前准备**

1. 在模拟定位前 ≥ 2 日，行内镜下金属标记物植入（胆道支架代替肿瘤位置仍存争议）。

2. 禁食：模拟定位和放疗前，禁食 3~4 小时。

3. 小肠显影：扫描前 1 小时，口服对比剂约 1 000ml（水 1 000ml+ 静脉对比剂 4ml）或清水。

4. 留置针及 CT 增强知情同意书。

- **体位及固定方式**

常规体位：仰卧位，双臂举过头顶，真空袋。

- **扫描方式及范围**

1. 推荐呼气末屏气期间使用主动屏气装置或门控技术。

2. 呼气末屏气期间进行增强 CT 扫描，至少进行 2 次呼气末屏气状态下的非增强 CT 扫描。利用呼气末屏气状态下的多次扫描（± 增强），建立 ITV 以表示肿瘤在多次呼气末屏气扫描中的位置变化。

3. 增强 CT 扫描时推荐三期扫描：①动脉晚期（对比剂注射后 25~35 秒）；②门脉期（对比剂注射后 55~70 秒）（门脉期扫描更易识别血管结构，尤其适用于选择性照射淋巴结）；③胰腺实质期（对比剂注射后 45~50 秒）。若仅有一个时间点可行对比剂注射，建议优先考虑胰腺实质期。

4. 扫描层厚：薄扫厚度 ≤ 2~3mm。

5. 对于不能进行呼气末屏气的患者，在自由呼吸期间治疗时，应使用 4D-CT（或 4D-MRI）勾画 ITV。

6. 所有患者均应行 4D-CT 扫描。同时，建议行增强 / 平扫 MRI（1.5~3.0T），GTV 在 T_1 加权图像上勾画。

7. CT 扫描范围：T_{10} 至骨盆平面。

常规分割、术后放疗可参考 SBRT 定位流程。

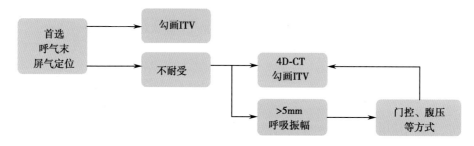

【根治性放疗靶区勾画】

● **SBRT**

靶区	定义
GTVp	胰腺癌原发灶
GTVn	胰腺癌淋巴结转移灶
TVI	肿瘤血管区域 GTVp 侵犯或周围 5mm 范围内的上腹部主要血管区域,包括腹腔动脉、肠系膜上动脉、肝总动脉、胃左动脉、肠系膜上静脉、门静脉、脾静脉或主动脉

靶区	定义
CTV	临床靶区(无选择性淋巴结照射),GTVp+GTVn+TVI
ITV	内靶区 通过呼气末屏气多期扫描、4D-CT 确定出的肿瘤运动范围(应用呼吸门控或体表跟踪的中心不需要 ITV)
PTV	计划靶区 CTV(或 ITV,若有)+0.5cm(外放因治疗机构不同而异) 注:若在自由呼吸状态、多个呼气末屏气扫描 /4D-CT 上见器官大幅度移动,需更大的 PRV 距离

- **常规分割放疗**

靶区	定义
GTVp	胰腺癌原发灶
GTVn	胰腺癌淋巴结转移灶
ITV	内靶区 通过 4D-CT 确定出的肿瘤运动范围(应用呼吸门控或体表跟踪的中心不需要 ITV)

靶区	定义
CTV	临床靶区 GTVp+GTVn（或 ITV，若有）+0.5cm 若行选择性淋巴结照射，根据淋巴结受累方式，推荐包括以下淋巴结区域（多用于可切除胰腺癌、临界可切除胰腺癌的新辅助同步放化疗；局部晚期胰腺癌一般无选择性淋巴结照射）： （1）胰头肿瘤：肝总动脉淋巴结、腹腔淋巴结、肝十二指肠韧带淋巴结、胰十二指肠前、后淋巴结、肠系膜上动脉淋巴结、腹主动脉旁淋巴结自腹腔干水平至左肾静脉下缘水平（JPS 16a2）以及胰头上下淋巴结。 （2）胰体、尾部肿瘤：肝总动脉淋巴结、腹腔淋巴结、肝十二指肠韧带淋巴结、肠系膜上动脉淋巴结、腹主动脉旁淋巴结（JPS 16a2）、胰腺下方淋巴结、脾动脉区域。 先勾画出定义各淋巴结区域的血管，将血管向各个方向均匀外放
PTV	计划靶区 CTV+0.5cm（外放因治疗机构不同而异） 若使用 4D-CT，建议 0.5~1cm； 若未使用 4D-CT，建议上下方向至少 2cm，其他方向 1.5cm

【术后辅助放疗靶区勾画】

胰腺癌术后辅助放疗靶区勾画

靶区	定义
CTV	临床靶区:从创建 ROI 开始,合并所有子体积,并将此体积减去与正常器官的重叠部分,创建 CTV
PTV	计划靶区:CTV+0.5cm(外放因治疗机构不同而异)

注:ROI.感兴趣区域。

辅助放疗 ROI 勾画定义(RTOG 0848)

ROI	定义
术前肿瘤体积	包括手术夹,以获得较小的边缘。勾画图像融合后的术前 GTV 范围
腹腔干(CA)	血管近端 1.0~1.5cm 至第 1 个分支
肠系膜上动脉(SMA)	血管近端 2.5~3.0cm
门静脉(PV)	从汇合处到肝门分叉

（续）

ROI	定义
胰腺空肠吻合口	右侧从胰腺残端到空肠交界处
主动脉	上下：从勾画的所有其他结构的最上方到第二椎体的底部

上述 ROI 进一步外放形成 CTV（RTOG 0848）。

ROI	均匀外放	左右	前后	上下
术前肿瘤区域	5~10mm			
腹腔干	10（~15）mm			
肠系膜上动脉	10（~15）mm			
门静脉	10（~15）mm			
胰腺空肠吻合口	5~10mm			
主动脉		右侧 25~30mm 左侧 10mm	前方 20~25mm 后方 2mm	从勾画的所有其他结构的最上方到第二椎体底部

注：已行根治术的胰腺体尾部肿瘤，术后辅助放疗靶区包括术后切缘 + 区域淋巴结，不需要包括门静脉周围或肝门区淋巴结。

【危及器官靶区勾画】

标准命名	描述	勾画建议	备注
Liver	肝脏	范围：上至右膈底，下至肝实质消失处 注意：①不要遗漏左叶；②鉴别与心脏的边界；③胆囊不在内；④下腔静脉如在肝脏边缘外侧，勾画时排除在外；⑤尾叶在门静脉后方时，门静脉不在内；尾叶在门静脉左侧时，应当勾画门静脉在内	必须勾画
Stomach	胃	范围：上接贲门，下连十二指肠，包括胃底、胃体、胃窦。注意：一般建议口服对比剂／水或胃充盈状态下勾画	必须勾画
Spleen	脾脏	范围：上至左膈底，下至脾实质消失处	必要时
Kidney_L/R	肾脏	所有肾实质	必须勾画
Duodenum	十二指肠	范围：①球部：接胃窦，向右后方行走，至胆囊颈后下方，急转为降部；②降部：沿右肾内侧下降，至 L_3 水平左拐，左侧紧贴胰头；③水平部：L_3 水平，腹主动脉前方，肠系膜上动静脉紧贴前方下行；④升部：L_3 左侧向上，至 L_2 左侧急转下前方，移行为空肠	必须勾画

（续）

标准命名	描述	勾画建议	备注
Intestine	小肠	范围：①解剖学小肠上续幽门，下止于回盲部；②勾画时十二指肠单独勾画；③ PTV 上 / 下 1cm 范围。注意：一般建议行对比剂显影后勾画（定位前 30min），以辅助区别结肠	必须勾画
Colon	结肠	范围：①上接回盲部，下连乙状结肠；②包括升结肠、横结肠、降结肠；③止于 PTV 上下 1cm	必须勾画
Sigmoid	乙状结肠	范围：上接降结肠，下连直肠上端、出现结肠影	必要时

【 放疗的剂量和分割 】

放疗技术：调强放射治疗 / 容积旋转调强放疗（IMRT/VMAT）。

- **SBRT**

PTV 40Gy/8Gy/5f［生物有效剂量（BED）10=72Gy，BED3=147Gy］。

SBRT 一般不联合同步化疗。

SBRT 靶区剂量覆盖目标

参数	依据推荐	轻微变异	大变异
PTV40_EVAL $D_{90\%}$	≥ 100%	90%~99%	<90%
PTV40 $D_{99\%}$	>30Gy	25~30Gy	<25Gy
CTV $D_{99\%}$	>33Gy	30~33Gy	<30Gy
Max dose ($D_{0.5cm^3}$)	110%~130%	130%~140%	>140%

注：PTV40_EVAL. PTV40-胃肠道正常组织 PRV；$D_{90\%}$. 覆盖 90% 体积的最小剂量；$D_{99\%}$. 覆盖 99% 体积的最小剂量；Max dose（$D_{0.5cm^3}$）. 0.5cm^3 体积接受的最大剂量。

缺少随机研究证据。北美的典型分割次数最少为 5 次，欧洲常使用 12 次。PTV 离胃或十二指肠越近，分割次数越多。当肿瘤接近空腔黏膜，可能需要对靶区覆盖度进行妥协。若 $D_{90\%}$（覆盖 90% 体积的最小剂量）<90% 的处方剂量，需要考虑减量 SBRT、传统放化疗或单纯化疗。

SBRT 正常组织限量推荐：利用多期呼气末屏气扫描、4D-CT 扫描，建立胃肠道正常组织 PRV。胃、十二指肠、小肠、结肠至少外扩 3mm 形成 PRV。

标准命名		参数限量		
		依据推荐	轻微变异	大变异
Duodenum 十二指肠	$D_{max}(0.5cm^3)/Gy$	<33	≤35	>35
	V_{30}/cm^3	<5	5~10	>10
Stomach 胃	$D_{max}(0.5cm^3)/Gy$	<33	≤35	>35
	V_{30}/cm^3	<5	5~10	>10
Small Bowel 小肠	$D_{max}(0.5cm^3)/Gy$	<33	≤35	>35
	V_{30}/cm^3	<5	5~10	>10
Large Bowel 结肠	$D_{max}(0.5cm^3)/Gy$	≤35	35~38	>38
Duodenum_PRV 十二指肠 PRV	$D_{max}(0.5cm^3)/Gy$	<38	38~40	>40
Small Bowel_PRV 小肠 PRV	$D_{max}(0.5cm^3)/Gy$	<38	38~40	>40

标准命名	参数限量			
		依据推荐	轻微变异	大变异
Large Bowel_PRV 结肠 PRV	$D_{max}(0.5cm^3)/Gy$	<38	38~40	>40
Stomach_PRV 胃 PRV	$D_{max}(0.5cm^3)/Gy$	<38	38~40	>40
Spinal Cord_05 脊髓 PRV	$D_{max}(0.5cm^3)/Gy$	<20	≤25	>25
Kidneys 双肾	V_{12}	<25%	25%~30%	>30%
Kidney_L Kidney_R	V_{10}	<10%	10%~25%	>25%
Liver 肝	V_{12}	<40%	≤50%	>50%

- **常规分割放疗**

长程常规分割放疗：45~54Gy/1.8Gy/25~30f。

中等大分割放疗：30~36Gy/3Gy/10~12f。

同步化疗方案包括口服卡培他滨、替吉奥、持续输注 5- 氟尿嘧啶或每周一次吉西他滨。卡培他滨或替吉奥优于吉西他滨，是首选的放射增敏剂。所有患者都应该在治疗期间和治疗后至少 3 个月内使用质子泵抑制剂（PPI）治疗。

同步放化疗正常组织限量推荐（1.8~2Gy/f）

标准命名	限量
Duodenum 十二指肠	$D_{max} \leqslant 55Gy$；环周剂量 $\leqslant 50Gy$ $V_{50}<10cc$（最佳），$V_{50} \leqslant 10\%$，$V_{45} \leqslant 15\%$
Stomach 胃	$D_{max} \leqslant 55Gy$；$V_{45} \leqslant 75cc$（最佳）；$V_{50} \leqslant 10\%$，$V_{45} \leqslant 15\%$
Small Bowel 小肠	$D_{max} \leqslant 55Gy$；$V_{50} \leqslant 10cc$（最佳）；$V_{15} \leqslant 120cc$（最佳） $V_{50} \leqslant 10\%$，$V_{45} \leqslant 15\%$
Kidneys 肾	$D_{mean} \leqslant 18Gy$；$V_{20} \leqslant 32\%$

标准命名	限量
Liver 肝	$D_{mean} \leqslant 25Gy$
Spinal Cord 脊髓	$D_{0.1cc} \leqslant 45Gy$

注：环周剂量是指不仅在 PTV 旁边的中空器官壁的相邻侧，而且在壁的相反方向上的剂量，即剂量被施加到中空器官的一段的整个圆周上。

- **术后放疗**

PTV 50.4Gy/1.8Gy/28f。

【靶区勾画示例】

- **$cT_4N_0M_0$ 胰腺头部腺癌靶区勾画**

61 岁女性，胰腺头部腺癌，侵犯肝总动脉、门静脉主干、脾动静脉，$cT_4N_0M_0$ Ⅲ 期。

靶区勾画：GTVp 为影像学可见的胰腺头部原发灶；TVI 为肿瘤血管区域，CTV 为 GTVp+TVI；ITV 为 4D-CT 确定出的肿瘤运动范围；PTV 为 ITV 三维外扩 0.5cm。

剂量限制：95% PTV 40Gy/8Gy/5f。

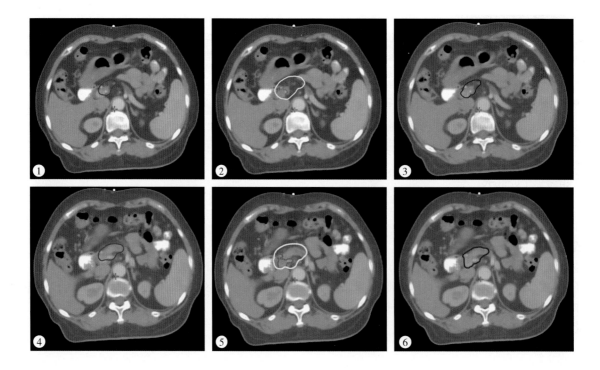

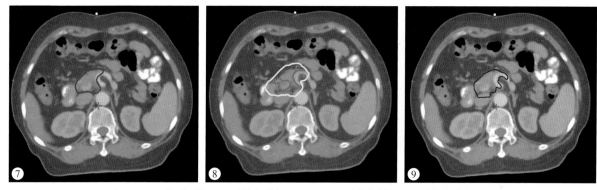

GTVp（红色线）；TVI（粉色线）；GTVp+5mm（黄色线）；CTV（蓝色线）。

● pT$_2$N$_0$M$_0$ 胰腺癌化疗后靶区勾画

66 岁女性,胰腺头部腺癌,侵犯十二指肠及肠系膜上静脉,2 周期化疗后 pT$_2$N$_0$M$_0$ ⅠB 期。

靶区勾画：GTV：胰腺头部原发灶(不侵及十二指肠肠腔部分)；GTVd：侵及十二指肠肠腔部分肿瘤；CTV：GTV+GTVd 三维外扩 0.5cm,同时包括上至贲门水平,下至肠系膜下动脉水平的腹膜后淋巴引流区 + 门腔静脉间 + 胰十二指肠后淋巴引流区；PTV：CTV 前后左右 +0.5cm,根据 4D-CT 头脚 +1.0cm。

剂量限制：70%~95% GTV 60Gy/2.4Gy/25f；95% GTVd 45Gy/1.8Gy/25f；95% PTV 45Gy/1.8Gy/25f。

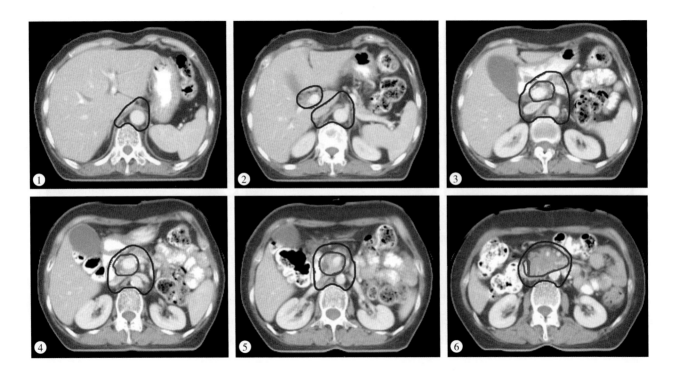

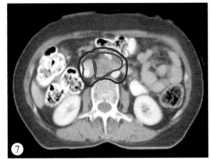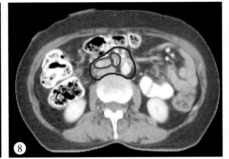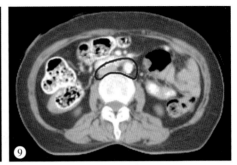

GTV（红色线）；GTVd（棕红色线）；CTV（蓝色线）。

- **pT₂N₁M₀ 胰腺癌 R1 切除术后靶区勾画**

55 岁男性,胰腺头部腺癌,胰十二指肠胆囊 R1 切除术后,3 周期化疗后,$pT_2N_1M_0$ Ⅲ 期。

靶区勾画:CTV（蓝色线）:瘤床 + 胰空肠吻合口 + 区域淋巴结（依据原发灶位置）;PTV:CTV 前后左右 +0.5cm,根据 4D-CT 头脚 +1.0cm。

剂量限制:95% PTV 50Gy/2Gy/25f。

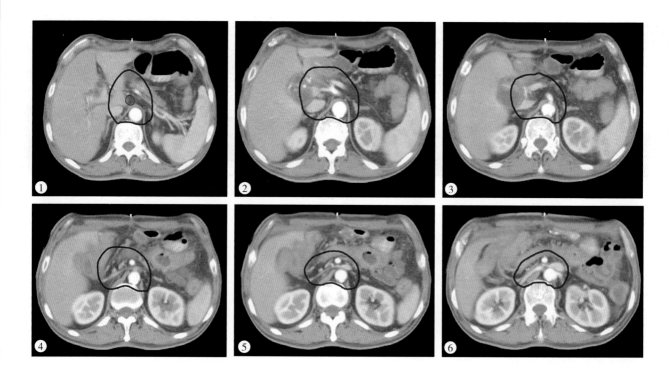

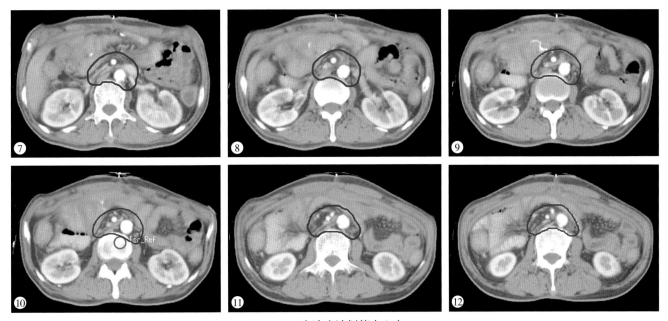

Iso_Ref 为治疗计划等中心点。

259

直肠癌

【放疗适应证】

对于局部晚期直肠癌,术前放疗、放化疗是标准治疗策略,对早期低位直肠癌且有保肛需求者,可试行术前放疗。对于未行术前放疗、存在高危因素的Ⅱ/Ⅲ期直肠癌术后患者,推荐行术后放疗。对于复发或转移性直肠癌,根据治疗目的考虑盆腔放疗。

- **术前放疗指征**

1. $T_{3\sim4}$ 或淋巴结阳性直肠癌。

2. 有保肛需求的早期低位直肠癌。

需要注意的是:术前放疗经典模式有长程同步放化疗和短程大分割放疗($5Gy \cdot 5f$),根据治疗目的,术前放疗可与术前化疗联合。

- **术后放疗指征**

依据高危因素不同级别和组合,2017年欧洲内科肿瘤学会(ESMO)指南对Ⅱ/Ⅲ期直肠癌术后放疗做了分级推荐,参考该指南,术后放疗指征推荐如下。

1. 环周切缘 $\leqslant 1mm$; pT_{4b}; pN_2 伴包膜外扩散邻近直肠系膜筋膜; pN_2 且全直肠系膜切除术(TME)质量差;符合其中条件之一推荐术后放疗。

2. 距肛缘 4cm 以内的低位肿瘤；pN$_2$(侧方淋巴结受累风险高)；广泛的壁外血管侵犯；邻近环周切缘的神经浸润；符合其中条件之一建议术后放疗。

3. 中、高位肿瘤，pN$_2$ 且 TME 质量好；环周切缘为 1~2mm；环周梗阻型肿瘤；符合其中条件之一则一般程度建议术后放疗。

需要注意的是：无高龄、耐受性差、药物过敏等禁忌证前提下，术后放疗推荐采用同步化疗增敏，即为术后同步放化疗。

- **有远处转移（M$_1$）直肠癌，局部区域进展或复发风险高，或手术保留肛门括约肌困难者，推荐盆腔放疗，根据治疗目的可在术前或术后实施。**

- **既往未行放疗的直肠癌盆腔复发者，建议盆腔放疗控制肿瘤或辅助手术。**

- **影像学高危因素**

MRI 是国内外指南推荐的直肠癌首选影像检查手段，其提供的肿瘤位置、肿瘤大小、生长方式、侵犯肠壁深度、壁外血管侵犯（extramural venous invasion，EMVI）情况、直肠系膜筋膜（mesorectum fascia，MRF）状态、是否区域或远处淋巴结转移等信息，对制定局限期直肠癌术前放化疗模式、明确治疗目的提供决定性参考。对存在 MRF 受累或 EMVI 的患者，术前放疗不可忽略。

1. 直肠系膜筋膜

MRF 一般位于盆腔腹膜反折以下，包裹直肠周围脂肪及其结缔组织、血管和淋巴组织。MRI 能够评估直肠系膜受累情况，预测 MRF 受累可以准确预测环周切缘复发。

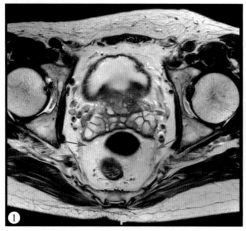 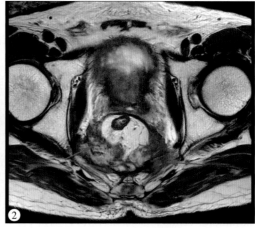

正常的直肠系膜筋膜　　　　　　　　　　　环周切缘复发

2. 壁外血管侵犯

直肠癌 EMVI 是指在直肠壁固有肌层以外的血管内出现肿瘤细胞浸润,MRI 可评估 EMVI。根据血管与肿瘤的位置关系、血管的管径、血管内有无肿瘤样信号等因素,EMVI 共分为 0~4 分的 5 级,0~2 分为 EMVI 阴性,3~4 分为阳性。

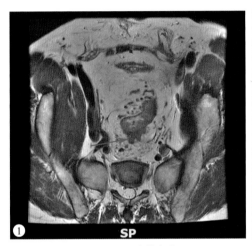

EMVI 4 分横断位

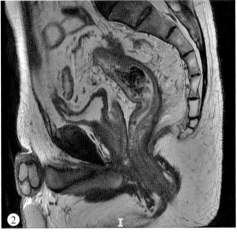

EMVI 4 分矢状位

扫码听讲解

【放疗定位】

- **定位前准备**

1. 定位前尽量排空直肠。

2. 定位前 1 小时排空膀胱，饮入 1 000ml 饮用水并憋尿，以充盈膀胱（可选择口服对比剂溶于饮用水以显影小肠；也可单纯饮水显示肠道）。

3. 对于直肠癌术前放疗者，建议肛门缘放置细铅点以标记；对于直肠癌行 Mile's 手术后的放疗者，用细铅丝标记会阴部瘢痕。

- **体位及固定方式**

为了减少正常肠道组织受照射体积，一般推荐俯卧于有孔腹盆固定架的体位，建议同时采用体膜固定。如患者因自身原因不能维持俯卧位者，也可采用仰卧位方式定位。

- **扫描方式及范围**

建议行 CT 增强扫描定位，若患者存在明确禁忌证可选择行 CT 平扫。建议层厚为 5mm，范围自膈顶水平至股骨上中 1/3 段。

- **影像融合要求**

对直肠下段癌或 MRF 受累者或 T_{4b} 者同时行 MRI 定位（有条件的放疗中心），将定位 MRI 与定位 CT 图像融合，参照 MRI 表现在 CT 图像上勾画靶区，定位 MRI 序列建议包含小视野高分辨率图像及 T_2 加权成像等。

【术前放疗靶区勾画】

● 靶区定义

直肠癌术前放疗靶区包括肿瘤靶区,临床靶区及计划靶区

标准命名	定义	勾画建议
GTV	肿瘤靶区	包含直肠 MRI/ 盆腔 CT 显示的直肠原发肿瘤、壁外血管侵犯
GTVnd		包含直肠 MRI/ 盆腔 CT 显示的转移淋巴结和癌结节
CTVp	临床靶区	特指原发灶亚临床病灶,包括头脚黏膜方向外扩 2cm 的范围,特殊情况参考如下: T_{4b} 侵犯前列腺 / 精囊腺者,CTVp 需包括受侵前列腺 / 精囊腺并外扩 1~2cm 范围。 T_{4b} 侵犯子宫 / 阴道 / 膀胱者,CTVp 需包括受侵子宫 / 阴道 / 膀胱并外扩 1~2cm 范围,同时要考虑上述器官动度和形变给予适当外扩。 T_{4b} 合并直肠膀胱瘘 / 直肠阴道瘘者,CTVp 需包括整个膀胱 / 阴道。 T_{4b} 合并累及肛门外括约肌且未穿透相关肌肉,CTVp 仅包全相应肌肉。 T_{4b} 合并穿透肛门外括约肌,侵犯至坐骨直肠窝者,CTVp 需包括 GTV 外扩 1cm 所涉及的部分坐骨直肠窝,无需包括整个坐骨直肠窝
CTV_{pelvic}	临床靶区	CTV_{pelvic} 特指高危淋巴引流区及高危复发区,建议按照 T、N 分期及肿瘤位置个体化勾画

（续）

标准命名	定义	勾画建议
CTV	临床靶区	CTVp 和 CTV$_{pelvic}$ 共同构成 CTV。考虑放疗期间膀胱充盈程度的差异，建议 CTV 在膀胱方向外放 1.0~1.5cm
PTV	计划靶区	CTV 左右、腹背方向外扩 0.7~1.0cm，头脚方向外扩 1.0cm，具体数值可参考各放疗中心实际摆位情况

- **根据 T、N 分期及肿瘤位置勾画高危淋巴引流区及高危复发区**

不同 T、N 分期，不同位置的直肠癌，淋巴结转移和复发的概率和位置不同，临床靶区应包括高危淋巴引流区及高危复发区，个体化实施靶区勾画。

分期及肿瘤位置	盆腔骶前区	直肠系膜区	髂内淋巴引流区	闭孔淋巴引流区	髂外淋巴引流区	肛门括约肌复合体	坐骨直肠窝	腹股沟淋巴引流区
$cT_{1~2}N_0$，低位 [a]	+	+						
cT_3N_0，高位	+	+	+					
cT_3N_0，中低位 [b]	+	+	+			*	#	*
任何 T，直肠系膜 / 骶前淋巴结转移	+	+	+	+		*	#	*
任何 T，髂内淋巴结转移	+	+	+	+		*	#	*

（续）

分期及肿瘤位置	盆腔骶前区	直肠系膜区	髂内淋巴引流区	闭孔淋巴引流区	髂外淋巴引流区	肛门括约肌复合体	坐骨直肠窝	腹股沟淋巴引流区
任何 T,闭孔淋巴结转移	+	+	+	+	+	*	#	*
cT$_4$,前盆腔器官受侵 [c]	+	+	+	+	+	*	#	*

注：+. 建议包括；*. 肛管受侵,建议包括,下界位于肿瘤下缘 2cm；#. 肿瘤明确侵犯坐骨直肠窝/肛门外括约肌/肛提肌者,需包括受侵部位外扩 1cm 范围,如出现坐骨直肠窝瘘,CTV 要包括同侧坐骨直肠窝；*. 肿瘤侵犯肛管/肛提肌/坐骨直肠窝/精囊腺/前列腺/膀胱/子宫,不常规预防照射腹股沟淋巴引流区,肿瘤侵犯肛门周围皮肤或下 1/3 阴道,可考虑预防性照射腹股沟淋巴引流区。

特殊情况参考如下。

a：参考 STAR-TREC 研究早期直肠癌靶区勾画建议,CTV 上界为骶 2 骶 3 交界处或肿瘤上 2cm；下界为肿瘤下 2cm 或肛管层面下 1cm；前界为 MRF 前界或直肠前壁,或最后一层能看到直肠的前壁位置；后界为骶骨前缘或耻骨直肠肌内缘；侧界为梨状肌或 MRF 侧界,或肛门内括约肌。

b：在保证影像诊断准确的前提下,MRF（-）并且 N$_0$,CTV 上界为直肠上动脉分叉为更细血管处或 S$_1$~S$_2$ 间隙水平。

c：直肠前位器官明确受侵（T$_{4b}$）者可考虑预防照射髂外淋巴引流区,仅肛提肌受侵或 T$_{4a}$ 者可不照射髂外淋巴引流区。

● **高危淋巴引流区及高危复发区的各个亚分区定义与示例**

我们可将高危淋巴引流区及高危复发区分为 8 个亚分区：①骶前区（区分为腹部骶前区和盆腔骶前区）；②直肠系

膜区；③髂内淋巴引流区；④闭孔淋巴引流区；⑤髂外淋巴引流区；⑥肛门括约肌复合体；⑦坐骨直肠窝；⑧腹股沟淋巴引流区。以适应不同情况下勾画靶区。

亚分区	前界	后界	内界	外界	上界	下界
腹部骶前区	腰椎前方 1.0cm，髂总血管前 1.0cm	腰椎前缘	—	髂总血管外侧外 0.7~1.0cm	腹主动脉分叉为左、右髂总动脉处或该区域内转移淋巴结上方至少 0.5cm	骶岬
盆腔骶前区	腰椎前方 1.0cm/ 骶骨、尾骨前方 1.0cm/ 直肠系膜筋膜后缘	腰椎前缘 / 骶骨、尾骨前缘	—	骶髂关节 / 髂肌内缘	髂总动脉分叉为髂内、外动脉处 / 骶岬	肛提肌插入外括约肌处 / 骨盆底
直肠系膜区	上：直肠上动脉前缘外扩 0.7cm；中 / 下：直肠系膜筋膜，前方盆腔器官的后界	盆腔骶前区的前界	—	上：侧方、髂外淋巴结区的内侧；中：直肠系膜筋膜，侧方淋巴结区的内侧；下：肛提肌内侧缘	肠系膜下动脉分叉为乙状结肠动脉与直肠上动脉处 / 直乙交界	肛提肌插入外括约肌处 / 直肠周围系膜脂肪组织消失处

亚分区	前界	后界	内界	外界	上界	下界
髂内淋巴引流区	上：血管外 0.7cm； 中：输尿管进入膀胱的虚拟冠状平面，髂外血管上段的后方； 下：闭孔内肌后缘	骶髂关节外侧缘	上：血管周围 0.7cm（直肠系膜以上），不必避开正确解剖结构； 中/下：直肠系膜筋膜，盆腔器官	上：髂腰肌，骨盆； 中/下：盆壁肌肉（梨状肌和闭孔内肌）的内侧缘	髂总动脉分叉为髂内、外动脉处	肛提肌插入外括约肌处/骨盆底
闭孔淋巴引流区	中：髂外血管后壁； 下：髂外血管离开骨盆处或闭孔动脉前缘	闭孔内肌后缘或髂内淋巴结区前缘	直肠系膜筋膜，盆腔器官	闭孔内肌的内侧缘	股骨头顶	闭孔动脉离开骨盆层面
髂外淋巴引流区	血管前 0.7cm，髂腰肌前外侧 1.5cm	髂外静脉后缘	血管内侧 0.7cm，避开盆腔器官	髂腰肌	髂总动脉分叉为髂内、外动脉处	旋髂深动脉与髂外动脉交叉处或者髋臼顶部与耻骨上支连接处

（续）

亚分区	前界	后界	内界	外界	上界	下界
肛门括约肌复合体	肛门外括约肌围成	肛门外括约肌围成	肛门外括约肌围成	肛门外括约肌围成	肛提肌插入肛门外括约肌处/直肠肛管交界处	放松位的肛门缘
坐骨直肠窝	闭孔内肌和肛门外括约肌围成	中/上：臀中肌；下：臀大肌内缘的虚拟连接	肛门外括约肌	上/中：闭孔内肌；下：坐骨结节、臀大肌	下阴部动脉离开盆腔处	肛门括约肌复合体下缘和坐骨结节的虚拟斜面
腹股沟淋巴引流区	腹股沟血管周围向前至少2cm，包括所有可见的淋巴结	由髂腰肌、耻骨肌和长收肌围成的股三角	腹股沟血管周围至少1~2cm，包括所有可见的淋巴结	缝匠肌或髂腰肌内侧缘	旋髂深动脉与髂外动脉交叉处或者髋臼顶部与耻骨上支连接处	大隐静脉汇入股静脉处/坐骨结节下缘

高危淋巴引流区及高危复发区的各亚分区的勾画示例

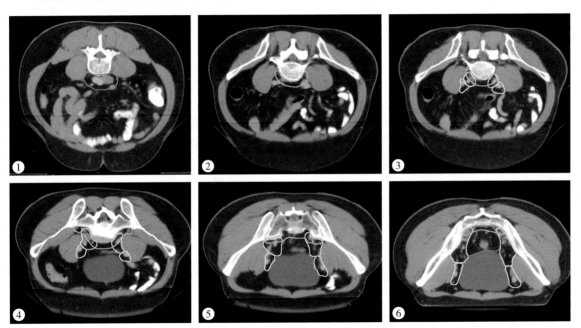

扫码听讲解

271

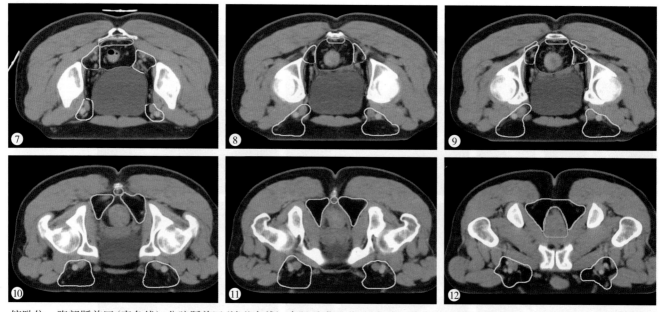

俯卧位。腹部骶前区(青色线);盆腔骶前区(淡蓝色线);直肠系膜区(深绿色线);髂内淋巴引流区(黄色线);闭孔淋巴引流区(紫色线);髂外淋巴引流区(灰白色线);肛门括约肌复合体(橙色线);坐骨直肠窝(天蓝色线);腹股沟淋巴引流区(黄褐色线)。

【根治术后放疗靶区勾画】

- **靶区定义**

  直肠癌术后靶区主要包括 CTV 及 PTV,涵盖瘤床及术后高危淋巴引流区及高危复发区,CTV 左右、腹背方向外扩 0.7~1.0cm,头脚方向外扩 1.0cm,具体数值可参考各放疗中心实际摆位情况。

- **直肠癌根治术后 CTV 勾画建议**

  依据术式及肿瘤位置,临床靶区(CTV)应包含术后高危淋巴引流区及高危复发区。

项目	Dixon 术后	Mile's 术后
吻合口 / 会阴瘢痕	+(吻合口)	+(会阴瘢痕)
瘤床	+	+
骶前区 + 直肠系膜区 + 髂内淋巴引流区 [a]	+	+
闭孔淋巴引流区	+	+
髂外淋巴引流区	–	–
腹股沟淋巴引流区	–	–
全部坐骨直肠窝	+(肿瘤中心距肛门缘 6cm 以内)	+
肛门括约肌复合体	同上	已切除

注:a. 直肠癌术后病理诊断为中低位 pT_3N_0 者,CTV 上界可下降至 S_1~S_2 间隙水平;+. 建议包括。

【危及器官勾画】

直肠癌盆腔放疗需勾画的危及器官包括小肠、结肠、膀胱、股骨和会阴。年轻男性患者建议单独勾画睾丸。

标准命名	定义	勾画建议
Intestine	小肠	小肠：为与结肠区别，可口服对比剂进行区分。勾画对比剂显示环形的小肠部分，至 PTV 上 1cm，在 CTV 里面的小肠也应该勾画
Colon	结肠	勾画乙状结肠及以上的结肠，至 PTV 上 1cm，通常直肠 / 直乙交界的 CT 轴位为圆形或椭圆形，乙状结肠 / 结肠为非圆形或非椭圆形，并且肠管内含气。在 CTV 里面的结肠也应该勾画，但直肠和大部分直乙交界肠道不应视为危及器官
Bladder	膀胱	需要勾画从底部至顶部的全部膀胱
Femur_L/R	股骨	需要勾画双侧股骨头和近端股骨，在骨窗条件下勾画股骨头、股骨颈、大转子、小转子，最低至坐骨结节下缘
Perineum	会阴	从耻骨联合上缘往下勾画。男性：阴茎、阴囊、耻骨联合前的皮肤和脂肪；女性：阴蒂、大小阴唇、耻骨联合前的皮肤和脂肪

【放疗的剂量和分割】

- **术前 / 术后放疗**

1. 处方剂量：95% PTV 接受最低剂量为 45~50Gy/25f，5 周完成，或 50.4Gy/28f，5.5 周完成。或全盆腔照射 45Gy 后缩野至直肠系膜区（或缩野至瘤床或将上界缩到 S_3 水平）补量至 50.4~54Gy。对于接受新辅助短疗程放疗患者，推荐 25Gy/5f，1 周完成。

2. PTV 剂量限制：PTV 内接受 ≥ 110% 处方剂量，体积 <5%，≥ 107% 处方剂量，体积 <10%，PTV 内最高剂量 <115% 处方剂量；高剂量不能分布在小肠 / 肛管 / 吻合口上；PTV 内最低剂量 ≥ 93% 处方剂量。

3. 同步化疗：短程大分割放疗不采用同步化疗；对于长程放疗，推荐同步化疗增敏，具体如下。

方案一：卡培他滨 825mg/m²，2 次 /d，5d/ 周，放疗日（首选）。

方案二：氟尿嘧啶持续静脉滴注，225mg/（m² × 24h），5~7d/ 周。

方案三：氟尿嘧啶 400mg/m²，静脉推注 + 四氢叶酸钙 20mg/m²，静脉推注，放疗第 1 周和第 5 周的第 1~4 天。

- **危及器官限量**

应给予危及器官相应的剂量限制，以保证治疗安全，降低急性及远期不良反应发生率，提高生活质量。

常规分割危及器官限量

危及器官	剂量参数	目标	可接受
小肠	V_{35}(>35Gy 的绝对体积)	180cc	200cc
	V_{40}(>40Gy 的绝对体积)	100cc	120cc
	V_{45}(>45Gy 的绝对体积)	65cc	85cc
	D_{max}	50Gy	54Gy
结肠	V_{35}(>35Gy 的绝对体积)	180cc	200cc
	V_{40}(>40Gy 的绝对体积)	100cc	120cc
	V_{45}(>45Gy 的绝对体积)	65cc	85cc
	D_{max}	50Gy	56Gy
膀胱	V_{50}	50%	60%
股骨头	V_{50}	5%	—
会阴	V_{20}	50%	—
	V_{30}	35%	—
	V_{40}	5%	—

短程大分割危及器官限量

结构命名	剂量参数	目标	可接受
小肠	V_{25}	10%	15%
	$D_{0.035cc}$	26Gy	27Gy
结肠	V_{25}	10%	15%
	$D_{0.035cc}$	27Gy	28Gy
膀胱	V_{25}	50%	55%
股骨头	V_{25}	5%	—
会阴	V_{20}	5%	—

【靶区勾画示例】

● 直肠中段癌术前放疗

38岁男性，诊断：直肠中段癌，$cT_3N_2M_0$ ⅢC期（AJCC第八版），直肠系膜区、骶前淋巴结、双侧闭孔淋巴结转移。

靶区勾画：GTV：影像所见直肠肿瘤；GTVnd：直肠系膜区、骶前区、双侧闭孔所见转移淋巴结；CTV：GTV沿直肠方向外放2cm，直肠系膜区、骶前区、双侧髂内淋巴引流区、双侧闭孔淋巴引流区、髂外淋巴引流区。

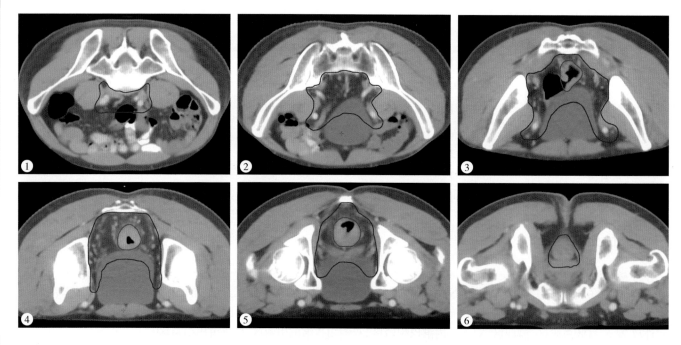

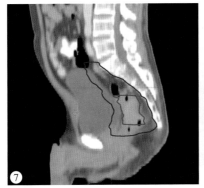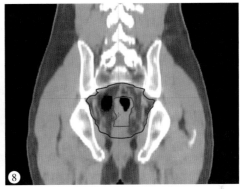

GTV（红色线）; CTV（蓝色线）。

- **直肠下段癌术前放疗**

50 岁男性,诊断: P 直肠下段癌,$cT_4N_1M_0$ ⅢB 期（AJCC 第八版）,直肠系膜区转移,累及肛提肌,为穿透肛提肌,累及肛管。

靶区勾画: GTV: 影像所见直肠恶性肿瘤; GTVnd: 直肠系膜区、闭孔区所见转移淋巴结; CTV: GTV 沿直肠方向外放 2cm,直肠系膜区、骶前区、双侧髂内淋巴引流区、双侧闭孔淋巴引流区、肛门括约肌复合体。

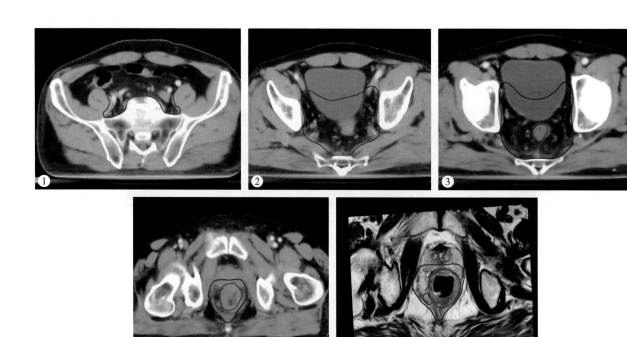

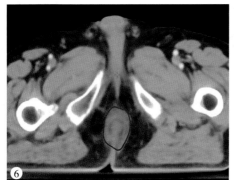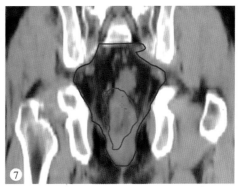

GTV/GTVnd（红色线）；CTV（蓝色线）。图①~④、⑥~⑦为CT勾画图示，图⑤为MRI勾画图示。

- **直肠下段癌术前放疗**

70岁女性，诊断：P直肠下段癌，$cT_3N_0M_0$ ⅡA期（AJCC第八版）。

靶区勾画：GTV：影像所见直肠上段恶性肿瘤；CTVp：GTV沿直肠方向2cm；下界为齿状线下1cm；CTVpelvic：直肠系膜区、骶前区；上界是S_2与S_3交界处；CTV：CTVp和CTVpelvic共同构成。在膀胱方向外放1.0cm。

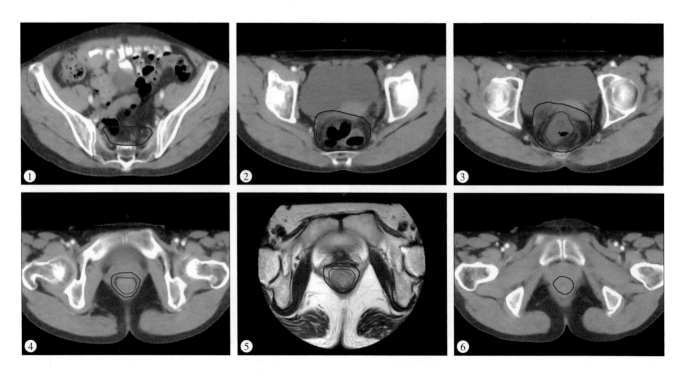

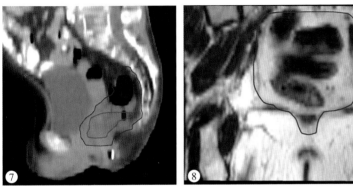
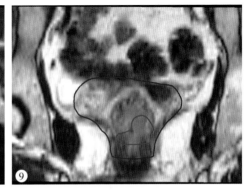

GTV/GTVnd（红色线）；CTV（蓝色线）。图①~④，⑥~⑨为 CT 勾画图示，图⑤为 MRI 勾画图示。

膀胱癌

【放疗适应证】

1. 肌层浸润性膀胱癌（$T_{2\sim4a}N_{0\sim1}M_0$，II~IIIA 期）患者拒绝根治手术，拟行保留膀胱综合治疗者，推荐经尿道膀胱肿瘤电切术（TURBT）后行同步放化疗。

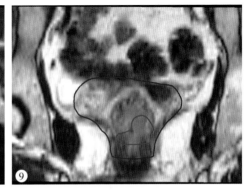

283

2. 肌层浸润性膀胱癌淋巴结转移广泛（$T_{1\sim4a}N_{2\sim3}M_0$，ⅢB 期），或 $T_{4b}N_xM_0$（ⅣA 期）的膀胱癌患者推荐先行同步放化疗或全身治疗完全缓解 / 部分缓解（CR/PR）后行同步放化疗。

3. 非肌层浸润性膀胱癌（cT_a、cT_1、T_{is}）患者因故不能接受手术治疗。

4. $T_xN_xM_{1a}$（ⅣA 期）的膀胱癌患者推荐全身治疗后 CR 者可行局部巩固性放疗。

【放疗定位】

扫码听讲解

● 定位前准备

1. **小肠显影**：扫描前 1 小时，口服对比剂约 1 000ml（水 1 000ml+ 静脉对比剂 4ml）或水。

2. **肠道准备**：定位前 1 小时排空直肠，必要时用 110ml 甘露醇灌肠剂（或磷酸钠盐灌肠液 133ml），准备满意排空时肠腔前后径 <3cm。

3. 拟行全膀胱照射需排空膀胱；需局部加量者建议排空膀胱后饮水 500ml 并憋尿，定位需测得尿量 300ml 左右。

4. 留置针及 CT 增强知情同意书。

● 体位及固定方式

常规体位：仰卧位，热塑膜或真空垫固定。

● 扫描方式及范围

建议增强 CT 扫描（除非有禁忌证的患者可选择 CT 平扫）。

扫码听讲解

层厚：≤ 3mm（2019 年 RTOG 指南推荐）。
范围：膈上—股骨中段。

【根治性放疗靶区勾画】

● 膀胱癌同步放化疗靶区勾画定义

标准命名	定义	勾画建议
GTVp/GTVtb	原发大体肿瘤 / 瘤床	膀胱镜检、CT/MRI 上可见的膀胱肿瘤原发灶 / 根据 TURBT 前影像确定的瘤床范围
GTVnd	转移淋巴结	盆腔阳性淋巴结
CTVp	原发临床靶区	全膀胱外放 1.5~2cm
CTVn	盆腔淋巴结临床靶区	盆腔淋巴引流区（存在 GTVnd 或临床认定区域淋巴结高危时）
PTV	计划靶区	计划靶区由 CTVp 到 PTV 外放因治疗机构不同而异，建议均匀外放 0.5~0.7cm
PGTV	计划大体肿瘤靶区	PGTV 为 GTVp/GTVtb 外放 1.5~2cm，若肿瘤在底部则包括 1.5cm 前列腺尿道部或 1cm 的女性尿道

（续）

标准命名	定义	勾画建议
PGTVnd	计划转移淋巴结靶区	PTVnd 由 GTVnd 外放因治疗机构不同而异,建议均匀外放 0.5~0.7cm
PTVn	计划转移淋巴结靶区	CTVn 均匀外放 0.5~0.7cm

注:CTVn,盆腔淋巴引流区,包括膀胱周围、骶前、双侧髂总血管远端、髂外、髂内以及闭孔淋巴引流区。适当修剪不要超出真骨盆,避开肌肉和骨。由于失败的主要位置位于盆腔侧壁的区域,CTV 不要删除肠道以降低边缘漏照的风险。其余均借鉴 RTOG 指南中关于高危前列腺癌盆腔淋巴结 CTV 的勾画。

● 盆腔淋巴引流区 CTVn 亚分区边界

		上界	前界	后界	侧界	下界
CTVn	骶前	L_5/S_1	骶前 1.0~1.5cm	骶骨	内侧界:中线 外侧界:髂内外区域	S_3 上缘
	髂总	L_4/L_5	髂总血管前 7mm	髂总血管后 7mm	髂总血管内外 7mm	髂总动脉分叉下缘
	髂外	髂总动脉分叉下缘	髂外血管前 7mm	髂外血管前 7mm	髂外血管内外 7mm	股骨头上缘

		上界	前界	后界	侧界	下界
CTVn	髂内	髂总动脉分叉下缘	髂内血管前 7mm	髂内血管后 7mm	髂内血管内外 7mm	髂血管通过坐骨大切迹出真骨盆处或 CT 扫描消失层面
	闭孔	髂内外血管终止的水平	髂骨前缘	髂骨后缘	内侧:闭孔内肌内侧 1cm;外侧界:闭孔内肌	耻骨联合上缘

注:参考 2016 年华人肿瘤放射治疗协作组(CRTOG)指南。

【危及器官勾画及限量】

● 危及器官勾画定义

标准命名	定义	勾画建议
Rectum	直肠	直肠的勾画应包括直肠和肛管,上界从直肠乙状结肠连接处开始,下界到坐骨粗隆处水平
Small intestine	小肠	小肠:为与结肠区别,可口服对比剂或水进行区分(推荐扫描前 60min 喝含口服对比剂的饮用水 1 000ml)。勾画对比剂显示环形的小肠部分,至 PTV 上 2cm,在 CTV 里面的小肠也应该勾画

(续)

标准命名	定义	勾画建议
Colon	结肠	勾画乙状结肠以上的结肠,至 PTV 上 2cm,通常直肠 / 直乙交界的 CT 轴位为圆形或椭圆形,乙状结肠 / 结肠为非圆形或非椭圆形,并且肠管内含气。在 CTV 里面的结肠也应该勾画,但直肠和大部分直乙交界肠道不应视为危及器官
Head of femur	股骨头	需要勾画双侧股骨头和近端股骨,在骨窗条件下勾画股骨头、股骨颈、大转子、小转子,最低至坐骨结节下缘

● **危及器官限量(仅供参考)**

危及器官	剂量学指标	值
Rectum	V_{50}	13.7%
Small intestine	V_{45}	37.7%
Colon	D_{20cc}	50Gy
Head of femur	D_{10cc}	44Gy

注:大分割,95% PTV 55Gy/20f; 95% PTVn 44Gy/20f

【放疗的剂量和分割】

根据患者病情特点可选择全膀胱放疗或全膀胱序贯补量放疗。

全膀胱放疗的剂量和分割

靶区	剂量学指标	值 /Gy
PTV	$D_{95\%}$	55
PTVn	$D_{95\%}$	44

扫码听讲解

注：大分割 95% PTV 55Gy/20f；95% PTVn 44Gy/20f。参考《肿瘤放射治疗学》（第五版）。

【 $cT_2N_0M_0$ 膀胱癌全膀胱放疗靶区勾画示例 】

74 岁男性，诊断为肌层浸润性膀胱癌，$cT_2N_0M_0$ Ⅱ 期，已行 TURBT 术。行全膀胱放疗。靶区勾画：GTV 为影像学可见全膀胱，CTV 为 GTV 三维外扩 1.5cm，PTV 为 CTV 三维外扩 0.5cm。处方：95% PTV 55Gy/2.75Gy/20f。

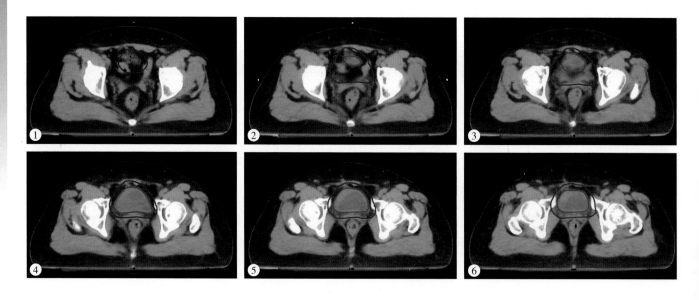

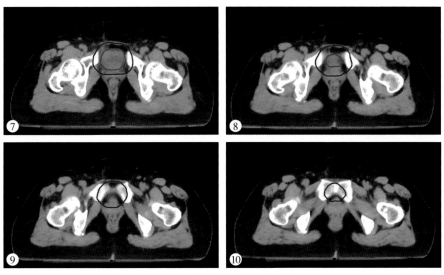

GVT（红色线）；CTV（蓝色线）。

肛管鳞癌

【放疗适应证】

- **Ⅰ~Ⅲ期肛管鳞癌（AJCC 第八版）患者首选根治性同步放化疗。**
- **转移性肛管鳞癌患者可考虑局部姑息性放疗。**

【放疗定位】

- **定位前准备**

1. 定位前尽量排空直肠。

2. 定位前 1 小时排空膀胱，饮入 1 000ml 饮用水并憋尿，以充盈膀胱（可选择口服对比剂溶于饮用水以显影小肠，也可单纯饮水显示肠道）。

3. 建议肛门缘放置铅点以标记；如果肿瘤侵犯超出肛门口外，用细铅丝标记肿瘤轮廓。

- **体位及固定方式**

常规体位：仰卧位，体膜固定。

- **扫描方式及范围**

1. 推荐增强 CT 扫描，对于有明确禁忌证的患者可选择 CT 平扫。

2. 扫描层厚: 5mm。

3. 扫描范围: 上界自膈顶水平, 下界至股骨上中 1/3 段。

- **影像融合要求**

对于有条件的放疗中心, 推荐 MRI 定位, 将定位 MR 图像与定位 CT 图像融合, 组织显影更清晰。定位 CT 图像与定位 MR 图像示意图如下。

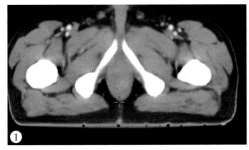 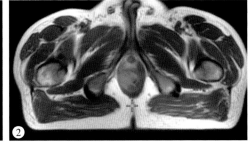

【根治性放疗靶区勾画】

- **靶区定义**

肛管癌放疗靶区包括肿瘤靶区、临床靶区及计划靶区, 参考 2011 年澳大利亚胃肠道试验组(AGITG)靶区勾画指南。

标准命名	定义	勾画建议
GTVp	原发灶	基于所有临床和影像信息确定原发肿瘤及转移淋巴结范围
GTVnd	转移淋巴结	
CTVp	GTVp 的亚临床区 + 肛管 + 肛门内外括约肌	GTVp,肛管及肛门内外括约肌均外扩 2cm,遇到正常解剖结构适当修回; 肛管范围为肛门直肠交界处到肛缘的整个管腔; 病灶侵犯肛周,建议肛周皮肤方向外扩 2cm,确保覆盖高危的肛周皮肤
CTVnd	转移淋巴结的亚临床区	转移淋巴结外扩 1cm
CTV	高危淋巴引流区及高危复发区	建议包括直肠系膜区,骶前区,髂内淋巴引流区,闭孔淋巴引流区,髂外淋巴引流区,坐骨直肠窝及腹股沟淋巴引流区
PTVp	原发灶计划靶区	建议 CTVp 各个维度外放 0.5cm 形成 PTVp
PTVnd	淋巴结计划靶区	建议 CTVnd 各个维度外放 0.5cm 形成 PTVnd
PTV	计划靶区	建议 CTV 各个维度外放 0.5~1.0cm 形成 PTV

- **高危淋巴引流区及高危复发区的各亚分区定义**

将高危淋巴引流区及高危复发区分为 7 个亚分区:①直肠系膜区;②骶前区(位于直肠系膜后);③髂内淋巴引流区(位于直肠系膜和骶前区两侧,与髂内血管伴行);④闭孔淋巴引流区(与髂内动脉分支闭孔动脉伴行);⑤髂外淋巴引流区(与髂外动脉伴行);⑥坐骨直肠窝;⑦腹股沟淋巴引流区。正常情况下所有分期肛管癌的放疗,建议包括所有 7 个亚区。其定义和边界参考 2011 年 AGITG 靶区勾画共识。

亚分区	前界	后界	侧界	上界	下界
直肠系膜区	男性前界为膀胱、精囊腺、前列腺和阴茎球部;女性前界为膀胱、阴道、宫颈和子宫。勾画靶区前界建议外扩10mm 边界,以减少膀胱体积不一致的影响	骶前区	髂内淋巴引流区和肛提肌内侧缘	肠系膜下动脉分叉为乙状结肠动脉与直肠上动脉处 / 直乙交界	直肠与肛管交界,此处肛提肌与外括约肌融合,直肠系膜脂肪空隙向下逐渐收窄。常以耻骨联合下端与尾骨末端连线为定义
骶前区	骶骨前 10mm 范围,内包含淋巴和血管	骶骨前界	骶髂关节	骶岬,位于 L_5 和 S_1 之间	尾骨末端
髂内淋巴引流区	上部为髂内血管外放7mm,下部为闭孔内肌或骨	—	外侧:上部为髂腰肌,下部为闭孔内肌内侧缘; 内侧:上部为髂内血管外放7mm,下部为直肠系膜区和骶前区	髂总动脉分为髂内、髂外动脉处,或 L_5 至 S_1 之间	为肛提肌束进入闭孔的水平,可在闭孔管进行划分,也可以在闭孔内肌和中线器官空隙完全消失的水平划分

295

亚分区	前界	后界	侧界	上界	下界
闭孔淋巴引流区	闭孔内肌前缘	髂内淋巴引流区	外侧：闭孔内肌 内侧：膀胱	闭孔管上 3~5mm，此水平闭孔动脉可见	闭孔管，位于闭孔动脉出骨盆水平
髂外淋巴引流区	髂外血管外放 7mm	髂内淋巴引流区	外侧：髂腰肌 内侧：髂外血管外放 7mm 或者为膀胱	髂总动脉分为髂内、髂外动脉处，或 L_5 至 S_1 之间	髂外血管出真骨盆水平，常位于髋臼和耻骨上支水平
坐骨直肠窝	闭孔内肌、肛提肌和括约肌汇合处，下端至少在括约肌前 10~20mm	臀大肌内侧前缘	由坐骨结节、闭孔内肌和臀大肌构成	顶端由肛提肌、臀大肌和闭孔内肌形成	没有确定的解剖结构，一般定义为肛缘
腹股沟淋巴引流区	腹股沟血管至少外放 20mm，并包括可见的淋巴结	股三角由髂腰肌、耻骨肌和内长收肌围成	外侧：缝匠肌或髂腰肌内缘；内侧：股血管外放 10~20mm，1/3~1/2 的耻骨或内长收肌为近似边界	髂外血管出骨盆成为股动脉部位	大隐静脉进入股静脉的区域；或缝匠肌和内长收肌交汇处；或坐骨结节下缘

【危及器官勾画】

肛管鳞癌放疗的危及器官勾画建议参考 2011 年 AGITG 靶区勾画指南。

标准命名	定义	勾画建议
Colon	结肠	勾画乙状结肠及以上的结肠，至 PTV 上 1cm
Intestine	小肠	勾画对比剂显示环形的小肠部分，至 PTV 上 1cm，在 CTV 里面的小肠也应该勾画
Bladder	膀胱	需要勾画从底部至顶部的全部膀胱
Femur_L/R	股骨头	需要勾画双侧股骨头和近端股骨，在骨窗条件下勾画股骨头、股骨颈、大转子、小转子，最低至坐骨结节下缘
Perineum	外生殖器和会阴	从耻骨联合上缘往下勾画。 男性：阴茎、阴囊、耻骨联合前的皮肤和脂肪； 女性：阴蒂、大小阴唇、耻骨联合前的皮肤和脂肪
Bone marrow	骨髓	建议勾画左右两侧双侧髂嵴至髋臼的上部

【放疗的剂量和分割】

● 放疗剂量

1. 肛管鳞癌放疗的剂量分割推荐参考 RTOG 0529 和 2011 年 AGITG 靶区勾画指南。

分期	处方剂量		
	原发灶（PTVp）	转移淋巴结（PTVnd）	预防区域（PTV）
$T_{1\sim2}N_0$	50.4Gy/1.8Gy	不适用	42~45Gy/1.5~1.8Gy
T_3N_0 T_4N_0	54~60Gy/1.8~2.0Gy	不适用	45Gy/1.8Gy
任何 T 任何 N_+	54Gy/1.8Gy	54Gy/1.8Gy（淋巴结最大径 ≥ 3cm） 50.4Gy/1.68Gy（淋巴结最大径 <3cm）	45Gy/1.8Gy

注：如果肿物突出到肛门口外或者侵犯肛周皮肤，推荐加用组织补偿物以增加浅表肿瘤剂量。

2. 剂量限制：≤ 5% 的 PTV 体积接受 ≥ 110% 处方剂量；≤ 10% 的 PTV 体积接受 ≥ 107% 处方剂量；PTV 内最高剂量 <115% 处方剂量；高剂量不能分布在小肠上；PTV 内最低剂量 ≥ 93% 处方剂量。

对于可耐受的患者，放疗同时推荐同步化疗，具体方案如下。

方案一　5-氟尿嘧啶联合丝裂霉素:5-氟尿嘧啶 1g/(m²·d),连续静脉滴注,d1~4、d29~32;丝裂霉素 10mg/m²,静脉注射,d1、d29。

方案二　卡培他滨联合丝裂霉素:卡培他滨 825mg/m²,放疗日口服,2 次/d,与放疗全程同步;丝裂霉素 10mg/m²,静脉注射,d1、d29。

- **危及器官限量**

应给予危及器官相应的剂量限制,以保证治疗安全,降低急性及远期不良反应发生率,提高生活质量。肛管鳞癌根治性放疗危及器官限量。

危及器官	剂量参数	限量
小肠	超过 45Gy 的体积	<20cc
	超过 35Gy 的体积	<150cc
	超过 30Gy 的体积	<200cc
股骨头	V_{44}	<5%
	V_{40}	<35%
	V_{30}	<50%

（续）

危及器官	剂量参数	限量
外阴	V_{40}	<5%
	V_{30}	<35%
	V_{20}	<50%
膀胱	V_{50}	<5%
	V_{40}	<35%
	V_{35}	<50%
结肠	超过 45Gy 的体积	<20cc
	超过 35Gy 的体积	<150cc
	超过 30Gy 的体积	<200cc
骨髓	—	—

【 $cT_2N_{1a}M_0$ 肛管癌靶区勾画示例 】

32 岁男性，诊断：肛管中低分化鳞癌，$cT_2N_{1a}M_0$ ⅢA 期（AJCC 第八版）。累及范围：肛门处软组织肿物，最大截面约 3.7cm × 2.1cm，与右侧肛提肌关系密切。右侧腹股沟区淋巴结，大者约 1.1cm × 0.8cm，考虑淋巴结转移。

靶区勾画：GTVp：影像学及查体可见肛管大体肿瘤范围；GTVnd：影像学可见右侧腹股沟区转移淋巴结；CTVp：GTVp 三维维度外放 2cm，同时包括全部肛管、肛门内外括约肌，避开髂骨；CTV：直肠系膜区，骶前区，髂内淋巴引流区，闭孔淋巴引流区，髂外淋巴引流区，坐骨直肠窝，腹股沟淋巴引流区。

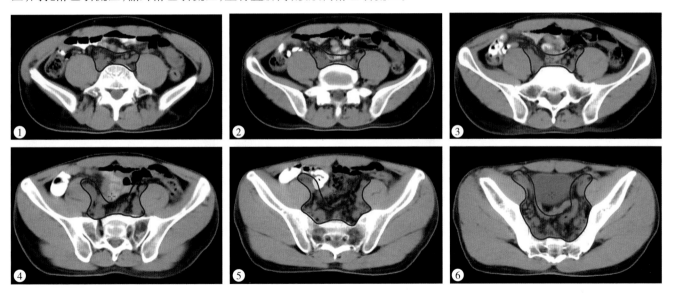

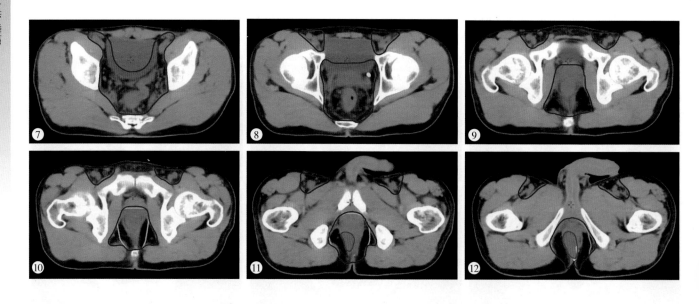

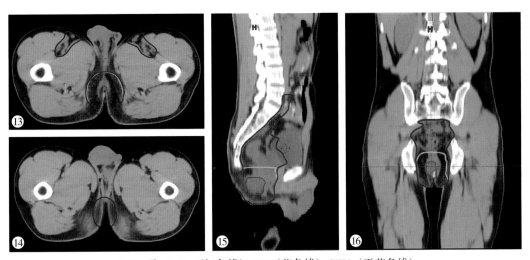

GTVp 及 GTVnd（红色线）; CTV（蓝色线）; CTVp（天蓝色线）。

前列腺癌

【放疗适应证】

● **根治性放疗：局限期所有危险分层的前列腺癌患者均有根治性外照射指征。**

NCCN 危险分层

分组	T 分期	Gleason 评分 / 分 (ISUP 分级)	PSA	其他
极低危	T_{1c}	≤ 6（1 级）	<10	阳性针数 <1/3 肿瘤占比 <50% PSA 密度 <0.15ng/（ml·cm^3）
低危	$T_{1\sim2a}$	≤ 6（1 级）	<10	
中危（预后好）	$T_{2b\sim2c}$	7（2 级）	10~20	只有 1 个中危因素（IRF） 1~2 级 <50% 穿刺阳性

分组	T 分期	Gleason 评分 / 分 （ISUP 分级）	PSA	其他
中危（预后差）	$T_{2b\sim2c}$	7（3 级）	10~20	具有 2~3 个 IRF 3 级 >50% 穿刺阳性
高危	T_{3a}	8~10（4 级）	>20	任意一项
极高危	$T_{3b\sim4}$	9（5 级）	任意	至少满足一项，或高危因素 2~3 项

推荐放疗：

1. 极低危组：预期生存 >20 年。
2. 低危组：预期生存 >10 年。
3. 中危组（不论预后分组）。
4. 高危和极高危组。

- **根治术后辅助放疗 / 挽救放疗适应证**

1. 术后有下列高危因素的患者，在控尿功能恢复后立即执行有计划的预防性放疗：切缘阳性、T_{3b}、淋巴结外侵犯、

305

可检测到的 PSA。

2. 术后生化复发或者病理复发

生化复发定义：前列腺癌根治术后 PSA 连续 2 次测定 ≥ 0.2ng/ml，且持续上升（EAU）；术后 PSA 水平不可检出，而随诊期内出现可检测的 PSA 水平且在以后两次测定时增加（NCCN）。

- **放射治疗的禁忌证**

广泛转移、恶病质等不能耐受放射治疗的情况。

扫码听讲解

【放疗定位】

- **定位前准备**

1. 排空直肠：如直肠积气，可行肛管排气或灌肠；在治疗期间也要保证每次治疗前保持直肠排空。

2. 充盈膀胱 250~350ml。

3. 留置针及 CT 增强知情同意书。

- **体位及固定方式**

仰卧位、双手上举、头先进、一体板 + 体部固定膜固定。

- **扫描方式及范围**

CT 平扫 + 增强（有明确禁忌证的患者可选择 CT 平扫）。

层厚：3~5mm，最好 3mm。

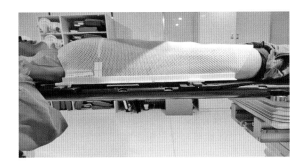

范围：L$_4$ 上缘—坐骨结节下 3cm。

根治性前列腺癌放疗，有条件者可考虑在前列腺内置入金标。

【根治性放疗靶区勾画】

- **前列腺癌根治性放疗靶区勾画定义**

1. GTV=CTV：整个前列腺＋受侵精囊腺。

2. GTVnd：明确有淋巴结转移时。

3. CTV_LR：Roach 公式预测转移概率 >15% 时予盆腔淋巴结预防性照射。

4. PTV：CTV 三维外扩 0.5cm。

307

标准命名	解释	定义及勾画建议
GTV	前列腺 + 受侵精囊腺	1. 建议从前列腺中部开始勾画 2. 前列腺尖部 MR：T$_2$WI 相，蝶形结构，不包括尿道，起始于阴茎球部和泌尿生殖隔膜之上 CT：尿道球部上 1cm 3. 受侵精囊腺 MR：T$_2$WI 相可疑受侵精囊腺 CT： 　　低危：0~1.4cm 轴位精囊腺 　　中危：至少 1.4cm 轴位精囊腺 　　高危：至少 2.2cm 轴位精囊腺 不包括前列腺前血管丛，不包括肛提肌
GTVnd	转移淋巴结	根据盆腔 MRI 或 CT，有条件者加 PET-CT，或超声引导穿刺活检明确的阳性淋巴结。 左右盆腔、腹膜后、纵隔、锁骨上、腹股沟淋巴结可分别表示为：GTVn_L/R、GTVn-Para、GTVn_Media、GTVn_Supra、GTVn_inguinal
CTV_LR	低危临床靶区	盆腔淋巴引流区：髂内、闭孔、髂外、骶前区
PGTV	原发肿瘤计划靶区	GTV 三维外扩 5mm（根据固定及摆位图像引导方法决定）

标准命名	解释	定义及勾画建议
PTVnd	淋巴结计划靶区	GTVnd 三维外扩 5mm（根据固定及摆位图像引导方法决定）
PTV_LR	低危计划靶区	CTV_LR 外扩 5~15mm（根据膀胱充盈控制方法考虑器官内运动、固定及摆位图像引导方法决定）

• CTV 各亚分区

		前界	后界	内侧	外侧	上界	下界
髂总		血管前方 5~7mm；阳性淋巴结前 10mm	椎体前缘	—	血管外侧 5~7mm	腹主动脉分左右髂总动脉处，约 $L_{4/5}$	髂总动脉分叉处
骶前		腰椎前方 10mm，包括肠系膜淋巴结	骶骨	—	骶髂关节/髂腰肌内缘	髂总动脉分叉处	S_3 椎体下缘

	前界	后界	内侧	外侧	上界	下界
髂内	—	沿阴部动脉和臀下动脉走行延伸至梨状肌前缘	血管周围 7mm	上：髂腰肌、髂肌 / 骶髂关节外侧；中：髂骨、髂腰肌 / 髂肌内侧缘；下：闭孔内肌 / 梨状肌	髂总动脉分叉处	前列腺与精囊腺的连接处 / 闭孔内肌与前列腺之间的脂肪平面消失层面，或位于术后 CTV 床的中部
髂外	血管前方 10mm	血管后 7mm（连接到闭孔区）	血管内 7mm，紧邻肠道、膀胱外侧	血管外 7mm，髂腰肌内侧	髂总动脉分叉处	在髂外 / 腹股沟血管穿过腹股沟韧带进入腹股沟管的平面，在冠状面易看到
闭孔	闭孔内肌前缘向前延伸约 10mm	上中：连接髂内区；下：闭孔内肌后缘	膀胱、小肠	闭孔内肌，髂肌，髂腰肌或髂骨	股骨头顶部	前列腺与精囊腺的连接处 / 闭孔内肌与前列腺之间的脂肪平面消失层面，或位于术后 CTV 床的中部

【根治术后放疗靶区勾画】

● 前列腺根治术后放疗靶区勾画定义

标准命名	解释	定义及勾画建议
CTV_PB	术后前列腺及精囊腺瘤床	见瘤床勾画建议
GTVn	转移淋巴结	根据盆腔 MRI 或 CT,有条件者加 PET-CT,或超声引导穿刺活检明确的阳性淋巴结。 左右盆腔、腹膜后、纵隔、锁骨上、腹股沟淋巴结可分别表示为: GTVn_L/R、GTVn_Para、GTVn_Media、GTVn_Supra、GTVn_inguinal
CTV_LR	低危临床靶区	盆腔淋巴引流区
PTV_LR	低危计划靶区	CTV_LR 加 5~15mm(根据膀胱充盈控制方法考虑器官内运动、固定及摆位图像引导方法决定)
PTVn	淋巴结计划靶区	GTVn 加 5mm(根据固定及摆位图像引导方法决定)
PTV_PB	瘤床计划靶区	CTV_PB 三维外扩 5mm

- **CTV_PB 瘤床勾画建议**

	前界	后界	侧界	上界	下界
前列腺瘤床RTOG指南	耻骨联合(上缘)上：膀胱壁后1~2cm；耻骨联合(上缘)下：耻骨的后缘，包括耻骨后缘至少2/3的长度	耻骨联合上：直肠系膜筋膜；耻骨联合下：直肠前壁，可能需要在侧面周围凹入	耻骨联合上：肛提肌、闭孔内肌内缘；耻骨联合下：骶直肠生殖耻骨筋膜	输精管切缘水平或耻骨联合上3~4mm；精囊受侵时：残留组织，至少包括膀胱颈上1.5cm；沿着耻骨勾画的CTV上下界间的距离至少3cm	尿道球上5mm开始，前列腺尖部切缘不明确时可适当增加范围
前列腺瘤床EORTC指南	吻合口(VUA)和尿道轴外5mm	直肠外壁，膀胱颈后缘5mm	神经血管束水平+5mm，如切除，髂-闭孔肌内缘	膀胱颈外放5mm+原精囊位置；精囊受侵时：±残留组织	前列腺尖部外放5mm

扫码听讲解

312

【危及器官勾画】

标准命名	定义	勾画建议	备注
Rectum	直肠	肛门缘下缘铅点标记,沿肠管壁外轮廓勾画,上至失去圆形结构的直乙交界处	
Small bowel	小肠	为与结肠区别,可口服对比剂进行区分。勾画对比剂显示环形的小肠部分,至 PTV 上 1cm,在 CTV 里面的小肠也应该勾画	
Bladder	膀胱	沿膀胱壁外侧缘,上至膀胱顶,下至膀胱底	
Colon	结肠	勾画乙状结肠以上的结肠,至 PTV 上 1cm,通常直肠 / 直乙交界的 CT 轴位为圆形或椭圆形,乙状结肠 / 结肠为非圆形或非椭圆形,并且肠管内含气。在 CTV 里面的结肠也应该勾画,但直肠和大部分直乙交界肠道不应视为危及器官	
Femur_L/R	左 / 右股骨头	需要勾画双侧股骨头和近端股骨,在骨窗条件下勾画股骨头、股骨颈、大转子、小转子,最低至坐骨结节下缘	
Bone_Pelvic	骨盆	在骨窗条件下勾画髂骨、坐骨、骶骨及耻骨	
Kidney_L/R	左 / 右肾	当需行腹膜后野照射时需勾画	必要时
SpinalCord	脊髓	当需行腹膜后野照射时需勾画 定位 CT 扫描范围内脊髓,包括马尾(L_5 下缘)	必要时

【放疗的剂量和分割】

- **前列腺癌根治性放疗**

结构名称	剂量学参数	目标	可接受
PGTV	$D_{95\%}$	67.5Gy/2.7Gy/25f 80Gy/2Gy/40f	70Gy/2Gy/35f
PTV_LR	$D_{95\%}$	50Gy/2Gy/25f	

根据危险度选择放疗剂量。

- **前列腺癌根治术后放疗**

结构名称	剂量学参数	目标	可接受
PGTV	$D_{95\%}$	66~70Gy/1.8~2Gy 或 62.5Gy/2.5Gy（仅生化复发） 67.5Gy/2.7Gy（临床复发）	
PTV_LR	$D_{95\%}$	50Gy/2Gy	

- **前列腺癌根治性放疗危及器官限量**

结构名称	大分割 FOX Chase 研究限量	常规分割限量
Rectum	$V_{64.2}<1\%$	$V_{75}<15\%$
	$V_{58}<30\%$	$V_{70}<20\%\sim25\%$
	$V_{50}<50\%$	$V_{65}<17\%\sim35\%$
		$V_{60}<40\%\sim50\%$
		$V_{50}<50\%$
		$V_{40}<35\%\sim40\%$
Bladder	$V_{50}<50\%$	$V_{80}<15\%$
		$V_{75}<25\%$
		$V_{70}<35\%$
		$V_{40}<50\%$
Small bowel	$V_{50}<5\%$	$V_{44}\leqslant100cc$
		$D_{max}<52Gy$
Spinalcord	—	$D_{max}<45Gy$
FemoralHead	$V_{50}<5\%$	$V_{50}<5\%$
Colon	$V_{45}<150cc$	—
PenileBulbs	$D_{max}<50Gy$	$D_{mean}<52.5Gy$

● **前列腺癌根治手术后放疗危及器官限量**

结构名称	大分割(62.5Gy/2.5Gy/25f) NRG GU003 研究限量	常规分割限量
Rectum	$V_{59}<35\%$；$V_{36}<55\%$	$V_{62}<35\%$；$V_{40}<55\%$
Bladder	$V_{57}<50\%$；$V_{35}<70\%$	$V_{65}<50\%$；$V_{40}<70\%$
FemoralHead	$V_{50}<10cc$	$V_{44}<10cc$

● **图像引导放疗（IGRT）技术**

推荐采用 IMRT/VMAT 技术,常规分割放疗首周每日行 IGRT,第二周起至少每周 1 次 IGRT；大分割放疗必须每日行 IGRT。

扫码听讲解

【靶区勾画示例】

● **前列腺癌根治性放疗**

例 1　$cT_{2c}N_0M_0$ 前列腺癌靶区勾画

74 岁男性,诊断为前列腺腺癌,$cT_{2c}N_0M_0$ ⅡC 期,Gleason 评分：4+3=7 分,中危(预后较差组)。靶区勾画：GTV=CTV：整个前列腺(不包括尿道)+ 精囊腺(2~2.5cm),PGTV 为 GTV(CTV)三维外放 0.5mm。放疗处方：95% PGTV 67.5Gy/25f。

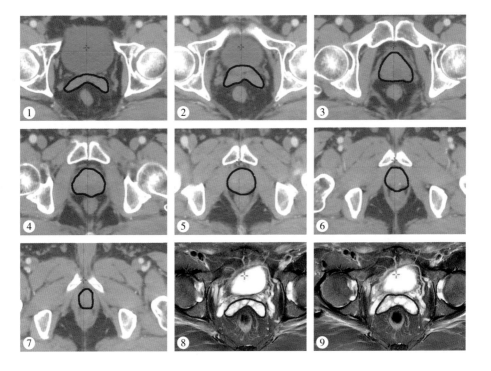

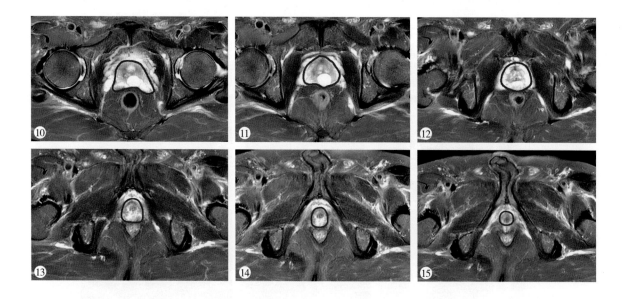

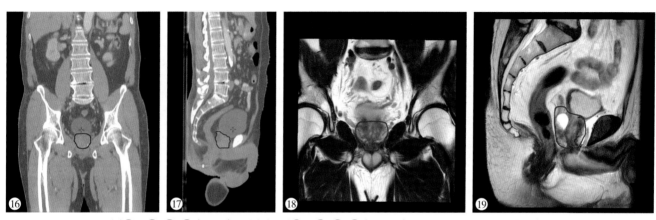

图①～⑦、⑯、⑰为 CT 勾画图示；图⑧～⑮、⑱、⑲为 MRI 勾画图示；GTV=CTV 为蓝色。

例 2　$cT_{3b}N_0M_0$ 前列腺癌靶区勾画

79 岁男性，诊断为前列腺腺癌，$cT_{3b}N_0M_0$ ⅢC 期，Gleason 评分：4+5=9 分，极高危（PSA>300ng/ml）。靶区勾画：GTV 为整个前列腺（不包括尿道）+ 精囊腺（2-2.5cm），PGTV 为 GTV 三维外放 0.5cm；CTV_LR 为盆腔淋巴引流区（髂总、髂内、髂外、闭孔、骶前区），PTV_LR 为 CTV_LR 三维外放 0.5cm。放疗处方：95% PGTV 67.5Gy/25f。95% PTV_LR 50Gy/25f。

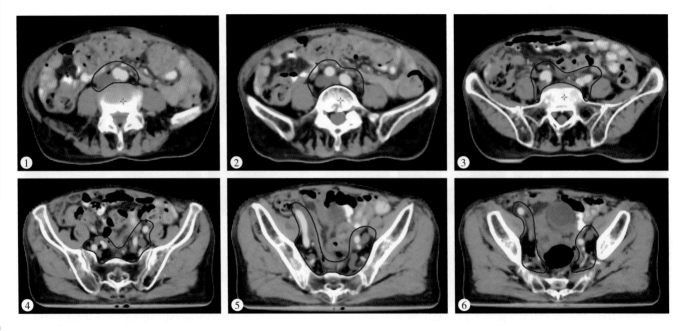

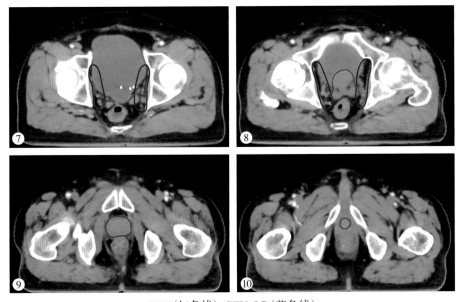

GTV（红色线）；CTV_LR（蓝色线）。

● 前列腺癌根治术后放疗

例3　$ypT_{3b}N_0M_0$ 前列腺癌根治术后生化复发靶区勾画

68 岁男性,诊断为前列腺癌,$ypT_{3b}N_0M_0$ 前列腺根治术后生化复发,Gleason 评分: 4+5=9 分,极高危组,$tPSA_{max}=83.79ng/ml$。靶区勾画: CTV_PB 为术后前列腺及精囊腺瘤床; CTV_LR 为盆腔淋巴引流区(髂总、髂内、髂外、闭孔、骶前); PTV_PB 为 CTV_PB 三维外放 0.5cm,PTV_LR 为 CTV_LR 三维外放 0.5cm。放疗处方: 95% PTV_PB 62.5Gy/25f; 95% PTV_LR 50Gy/25f。

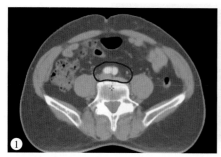
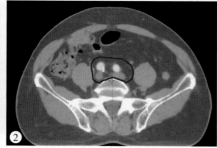
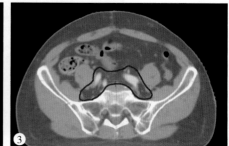

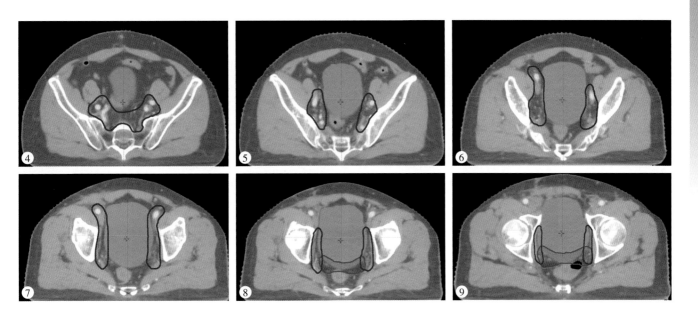

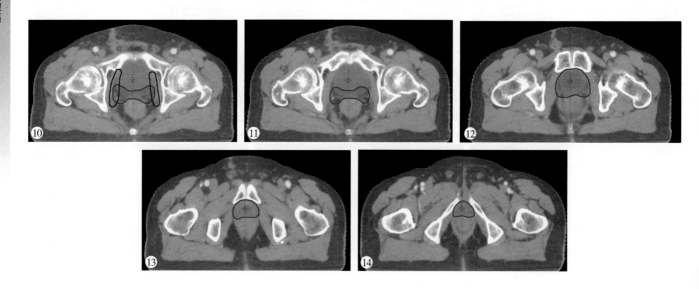

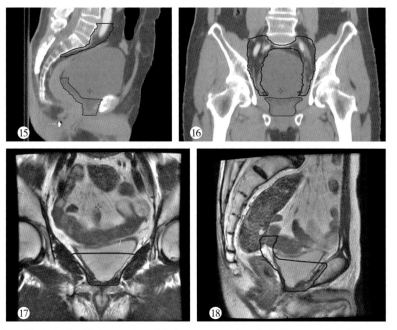

图①~⑯为 CT 勾画图示；图⑰、⑱为 MRI 勾画图示；CTV_PB（CT 红色线 /MRI 蓝色线）；CTV_LR（蓝色线）。

宫颈癌

【放疗适应证】

● **术后辅助放疗**

1. 在标准的宫颈癌根治手术后,具备任何 1 个高危因素者:淋巴结阳性、切缘阳性、宫旁浸润,推荐术后补充盆腔外照射 + 含铂同期化疗 ± 阴道近距离放疗。

2. 阴道切缘阳性及近切缘(<5mm)者,加阴道近距离放疗。

3. 鳞癌患者具备 2 个及以上中危因素,参照 Sedlis 标准。推荐补充盆腔外照射 ± 含铂同期化疗。

淋巴脉管间隙浸润	间质浸润	肿瘤大小(取决于临床触诊)
+	深 1/3	任何大小
+	中 1/3	最大径 ≥ 2cm

（续）

淋巴脉管间隙浸润	间质浸润	肿瘤大小（取决于临床触诊）
+	浅 1/3	最大径 ≥ 5cm
−	中或深 1/3	最大径 ≥ 4cm

4. 腺癌患者合并其中任意 1 个危险因素：肿瘤直径 ≥ 3cm、淋巴脉管间隙浸润阳性、宫颈外 1/3 间质浸润，推荐补充盆腔外照射。

5. 其他需特殊考虑的因素。

● **根治性放疗**

1. ⅠA1 期伴淋巴脉管间隙浸润阳性、ⅠA2、ⅠB1、ⅠB2 及 ⅡA1 期，不保留生育功能，不能手术或拒绝手术的患者，推荐盆腔外照射 ± 含铂同期化疗 + 阴道近距离放疗。

2. ⅠB3、ⅡA2 期：盆腔外照射 + 含铂同期化疗 + 阴道近距离放疗。

3. ⅡB~ ⅣA 期：盆腔外照射 + 顺铂同期化疗 + 阴道近距离放疗 ± 腹主动脉旁淋巴结放疗。

4. ⅣB 期：个体化放疗。

扫码听讲解

【放疗定位】

- **定位前准备**

1. 膀胱容量控制：定位前 1 小时排尿后饮水 500ml，超声测量膀胱容量，200~300ml 左右，具体视患者情况决定。

2. 肠道准备：排空直肠，保持肠腔前后径 <3cm。如患者有阴道受侵且 2 次肠道准备仍不满意，则应勾画阴道 ITV 或放置阴道标记。

3. 小肠显影：扫描前 1 小时口服对比剂。

4. 个体化方法标记病灶下缘，方法包括：植入标记、放置腔内标记、体检记录、阴道口标记等。

- **体位及固定方式**

常规体位：俯卧位，腹盆架 + 体膜固定。

年老、肠造瘘及其他不能维持俯卧位等特殊情况，或照射腹股沟淋巴引流区，或腹主动脉旁淋巴引流区时，建议采用仰卧位，真空袋或一体架 + 体膜固定。

- **扫描方式及范围**

CT 平扫 + 增强（除非有明确禁忌证的患者可选择 CT 平扫）、层厚 5mm。

扫码听讲解

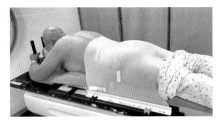

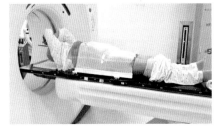

范围：T_{10} 下缘—坐骨结节下 5cm，如腹主动脉旁有转移病灶时，应包括可见病灶外 10cm。

- **影像融合要求**

可融合治疗位 MRI（T_2WI，T_1WI 增强，DWI）、PET-CT 协助靶区勾画。

【术后辅助放疗靶区勾画】

- **靶区定义**

标准命名	解释	勾画建议
CTV	临床靶区	包括阴道残端上段 3cm 及阴道旁组织、盆腔淋巴引流区（包括髂总、髂内、髂外、闭孔和部分骶前淋巴引流区）。 注：①当腹主动脉旁淋巴结或髂总淋巴结阳性时，CTV 应包括腹膜后淋巴引流区；②当肿瘤侵犯阴道下 1/3 或腹股沟淋巴结阳性时需勾画腹股沟淋巴引流区；③包括手术钛夹及淋巴囊肿，当治疗过程中淋巴结囊肿缩退时需重新计划
CTV_Boost	推量区	综合评估需要推量的区域（扩大适应证手术、安全边界难保证等情况，个体化决定）

扫码听讲解

标准命名	解释	勾画建议
ITV	内部肿瘤靶区	CTV+ 适当边缘来补偿内部运动
PTV	计划靶区	CTV 三维外扩 0.5cm（根据各放疗中心的具体情况适当外扩）

注：参考 2011 年 RTOG 勾画指南。

● CTV 的各个亚分区定义与图谱

1. 阴道及阴道旁勾画定义

前界	后界	两侧	上界	下界
膀胱后缘	直肠前壁，包括 1/3 直肠系膜	闭孔淋巴引流区或闭孔内肌的内侧边界，尿生殖膈的内侧	阴道顶端向上 1.5~2cm	阴道残端顶向下 3cm，对于广泛的淋巴脉管间隙浸润（LVSI）、阴道切缘阳性、不良病理类型（如未分化等）可适当延长，对于阴道残端短的患者，下界为尿道口

扫码听讲解

（续）

前界	后界	两侧	上界	下界
阴道 ITV	采用上述膀胱容量控制，在 CTV 前扩 10mm，后扩 5mm 形成阴道 ITV（建议根据各中心膀胱容量控制方式定义）			

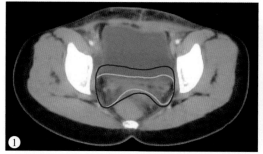
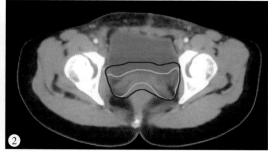

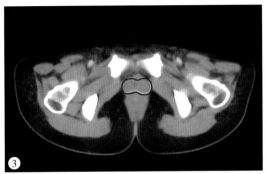 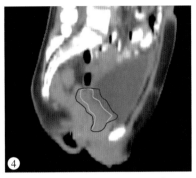

阴道及阴道旁勾画为粉色,阴道 ITV 为蓝色。图 1~3 为横断面勾画展示,图 4 为矢状面勾画展示。

2. 淋巴引流区勾画定义

勾画定义

髂总淋巴引流区	左右髂总血管周围 7mm,侧前方沿髂腰肌方向血管周围 10mm,不包括骨和肌肉。上界为腹主动脉分叉水平;下界为髂总动脉分叉水平
髂内淋巴引流区	髂内血管周围 7mm,不包括骨和肌肉。上界为髂总淋巴引流区;前界为闭孔淋巴引流区;下界为髂内血管横向旋转离开骨盆处

（续）

勾画定义
髂外淋巴引流区　髂外血管周围 7mm，在髂外动脉前外侧沿髂腰肌方向另外扩 10mm，不包括骨和肌肉。上界为髂总动脉分叉水平；下界为髂外动脉分出旋髂深动脉处［音频解释］或髂外血管向侧方走行离开盆腔处

扫码听讲解

闭孔淋巴引流区　髂内外淋巴引流区之间直径约 15~18mm 的空间，不包括骨、肌肉或膀胱。上界为髂内血管分叉水平；下界为闭孔血管通过闭孔管离开骨盆处 注：需要根据膀胱充盈情况考虑闭孔 ITV 或包括部分膀胱
骶前淋巴引流区　骶骨前 10~15mm，包括区域内肠管，左右连接髂总或髂内淋巴引流区。上界为左右髂总血管分叉；下界为梨状肌出现处
腹股沟淋巴引流区　前界为腹股沟血管周围向前至浅筋膜，包括所有可见的淋巴结；后界为由髂腰肌、耻骨肌和长收肌围成的股三角；内侧界为耻骨肌内侧缘和长收肌外侧缘，包括所有可见的淋巴结；外侧界为缝匠肌或髂腰肌内侧缘；上界连接髂外淋巴引流区；下界为大隐静脉汇入股静脉处或坐骨结节下缘

（续）

勾画定义

腹主动脉旁淋巴引流区[*] | 左侧界为腰大肌内侧缘，区域内任何可见淋巴结（通常主动脉左侧 1~2cm）；右侧界为腔静脉右侧 3~5cm；前界为主动脉和下腔静脉间平直连线
上界：左肾静脉。如阳性淋巴结位置较高，靶区适当上移
下界：腹主动脉与髂总血管分叉处

注：[*]. 上段改良：如腹主动脉旁无明确转移病灶，L$_3$ 以上可修除腔静脉右侧。

扫码听讲解

淋巴引流区勾画图例

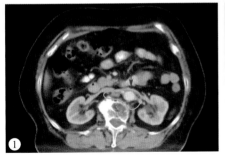

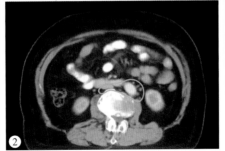

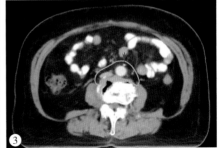

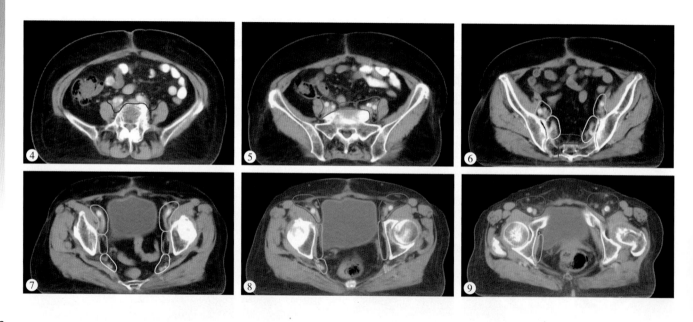

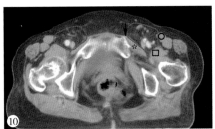 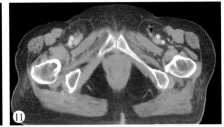 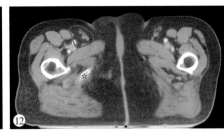

图 1 红色箭头为左肾血管,为常规腹膜后淋巴引流区上界;图 2 红色箭头为十二指肠,在腹膜后淋巴引流区勾画中,腹主动脉与腔静脉间为直线相连,无需避开肠道;图 3 红色箭头为肠系膜下动脉;图 6 红色箭头为骶孔,无需勾画;图 8 红色箭头为闭孔血管从闭孔离开盆腔,为闭孔淋巴引流区下界;图 9 红色圈为闭孔血管通过闭孔管离开骨盆,无需勾画;图 10 黑色五角星为耻骨肌,黑色箭头为耻骨肌内缘,为腹股沟淋巴引流区内侧界,黑色圈为缝匠肌,黑色四边形为髂腰肌;图 11 黑色箭头为大隐静脉;图 12 黑色五角星为坐骨下缘,常规作为腹股沟淋巴引流区下界。

各个淋巴引流区颜色定义

髂总淋巴引流区	深蓝色	■■■		骶前淋巴引流区	洋红色	■■■
髂内淋巴引流区	黄色	▨▨▨		腹股沟淋巴引流区	紫色	■■■
髂外淋巴引流区	天青色	▨▨▨		腹膜后淋巴引流区	浅绿色	▨▨▨
闭孔淋巴引流区	蓝绿色	▨▨▨				

【根治性放疗靶区勾画】

● 外照射靶区定义

标准命名	解释	定义及勾画建议
GTVp	初始宫颈原发灶	结合体格检查、MRI T_2WI 及 PET-CT 确定的宫颈初始原发肿瘤病灶
GTVp_boost	肿瘤补量区域	指外照射进行推量的区域(一般指宫旁),个体化做法

扫码听讲解

标准命名	解释	定义及勾画建议
GTVn	转移淋巴结	根据盆腔 MRI 或 CT,有条件者加 PET-CT,或超声引导穿刺活检明确的阳性淋巴结
CTVp	原发肿瘤的初始低危临床靶区	包括:GTVp、全宫颈、双侧宫旁、全部子宫、肿瘤下方 2cm 正常阴道、GTVp 前后外扩 5mm 区域(不包括未受累膀胱及直肠壁)、宫旁范围内任何可见阳性淋巴结 ● 如肿瘤广泛累及子宫体、阔韧带时需勾画卵巢; ● 如果肿瘤累及盆壁、子宫骶韧带、肠系膜等盆壁结构时,需包括其外扩 2cm 区域,骨骼及肌肉等解剖屏障除外
CTVn	淋巴引流区	GTVn 加上淋巴引流区,常规包括髂总、髂外、髂内、闭孔、部分骶前区($S_1 \sim S_2$)。 如髂总或腹主动脉旁淋巴结转移,或子宫底受累时,需勾画腹主动脉旁淋巴引流区或受累淋巴结头端 3cm 水平; 分期在ⅢB 及以上或盆腔阳性淋巴结个数达 3 枚及以上者,可选择勾画腹主动脉旁淋巴引流区; 如腹股沟淋巴结受累或阴道下 1/3 受累时,需勾画腹股沟淋巴引流区; 子宫角受累时可选择性勾画腹股沟淋巴引流区; 分期为ⅠA/ⅠB1/ⅠB2/ⅡA1 期,肿瘤直径 ≤ 4cm、淋巴结阴性、无子宫侵犯时,可不勾画髂总淋巴引流区
CTV_LR	低危临床靶区	CTVp+CTVn

（续）

标准命名	解释	定义及勾画建议
PTV_LR	低危计划靶区	CTV_LR 加 5~15mm（根据各中心膀胱及直肠容量控制情况、固定及摆位、图像引导方法等综合决定）
PTVn	淋巴结计划靶区	CTVn 加 5~10mm（根据固定及摆位、图像引导方法决定）

- **外照射 CTV_LR 亚分区的定义**

宫颈癌外照射 CTV_LR 分两部分：原始肿瘤的低危临床靶区（CTVp）及淋巴引流区（具体勾画定义同根治术后）。CTVp 包括 GTVp、宫颈、子宫、宫旁、卵巢和部分阴道。其中，部分结构的具体定义如下。

宫颈癌 CTVp RTOG 勾画定义

结构	勾画定义
宫旁	前界：膀胱后壁或髂外血管后缘（小膀胱时）； 后界：子宫骶韧带和直肠系膜［音频解释］； ⅢB 期及以上、广泛淋巴结受累时需要包括整个直肠系膜区； 两侧界：双侧闭孔内及坐骨支内缘； 上界：输卵管/阔韧带顶部或肠管出现处。根据子宫屈曲的程度，这也可能形成宫旁的前边界； 下界：泌尿生殖膈

扫码听讲解

结构	勾画定义
子宫体	全子宫体
阴道	针对小的或无阴道侵犯，包括上 1/2 阴道； 上段阴道侵犯，包括上 2/3 阴道； 阴道广泛侵犯，包括全部阴道； 除非明确肿块累及外阴及会阴，一般无需勾画外阴及会阴
卵巢	如肿瘤广泛累及子宫体、阔韧带时需勾画卵巢

宫颈癌 CTVp MRI 勾画

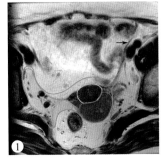 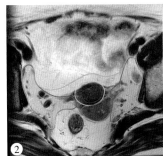 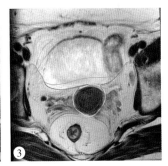

① ② ③

341

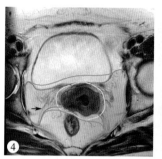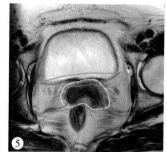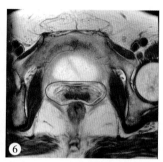

红色区域为 MRI 所示的 GTVp,黄色线条为 GTVp+5mm,橙色为子宫,绿色区域为双侧宫旁,天蓝色为阴道及阴道旁,粉色线条区域为 CTVp;图 1 箭头为圆韧带,紫色区域为左侧输卵管,为双侧宫旁上界,图 4 箭头为子宫骶韧带。

- **近距离放射治疗靶区勾画定义**

命名	解释	定义及勾画建议
GTVres	近距离治疗时宫颈残留肿瘤	根据查体、阴道镜检、后装治疗开始前 1 周内 MRI T$_2$WI 影像确认的残留肿瘤
CTV_HR	近距离治疗时高危临床靶区	包括后装治疗时残留病灶(GTVres)、宫颈及宫颈外残留病变组织

命名	解释	定义及勾画建议
CTV_IR	近距离治疗时中危临床靶区	CTV-HR 上下及宫旁方向外扩 1cm，前后方向外扩 0.5cm，并包括外照射前侵犯的范围，根据直肠及膀胱修回

注：参考国际辐射单位与测量委员会（ICRU）89 号报告。

- **基于放疗前及后装前 MRI 影像的 CT 引导下的近距离放疗靶区勾画**

后装靶区构成	宽	高		厚	
	左右	上	下	前	后
Ⅰ	宫颈	后装前 MR 评估肿瘤侵犯的上界；参照解剖标志：子宫动脉（增强 CT）、子宫峡部、肿瘤至宫底的距离	无阴道侵犯：阴道穹隆上缘；有阴道侵犯：根据后装前查体及 MR 图像放置标记，准确勾画阴道侵犯范围，上下及环周外放数毫米距离	宫颈前缘	宫颈后缘
Ⅱ	近端宫旁：临床和后装前 NMD（包括灰区）				
Ⅲ	远端宫旁：临床和后装前 MR 确定的 NMD（包括灰区）				
Ⅳ	宫旁侵犯或至盆壁：临床和后装前 MR 确定的 NMD（包括灰区）			膀胱壁或膀胱黏膜 2cm 范围	直肠壁或黏膜 2cm 范围

注：NMD（near maximum distance）. 最大侵犯距离。

【危及器官勾画】

● 盆腔外照射危及器官勾画

标准命名	勾画建议
Rectum	肛门缘下缘铅点标记,沿肠管壁外轮廓勾画,上至失去圆形结构的直乙交界处
BowelBag	下界为小肠 / 大肠袢最低点(包括同一层面直肠);上界为 PTV 上 1cm;要求勾画肠管、肠系膜及其运动范围内的潜在肠腔
Bladder	沿膀胱壁外侧缘,上至膀胱顶,下至膀胱底
Ovary_L/R	当需要行卵巢保护时需勾画
Femur_L/R	需要勾画双侧股骨头和近端股骨,在骨窗条件下勾画股骨头、股骨颈、大转子、小转子,最低至坐骨结节下缘
Bone_Pelvic	在骨窗条件下勾画髂骨、坐骨、骶骨及耻骨及股骨上段
Kidney_L/R	当需行腹膜后野照射时需勾画
SpinalCord	当需行腹膜后野照射时需勾画; 定位 CT 扫描范围内脊髓,包块马尾(L_5 下缘)
Sigmoid	始于直 - 乙交界区,止于乙状结肠 - 降结肠交界
Body	包括定位范围内的全部体表轮廓

宫颈癌外照射危及器官勾画图例

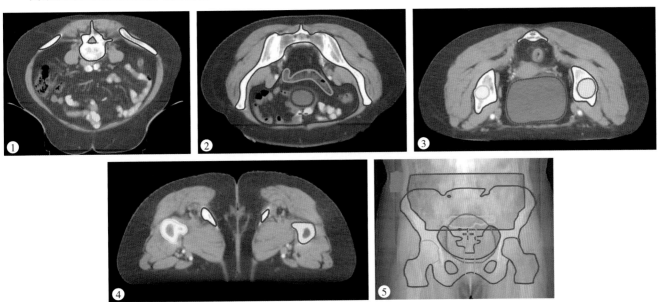

肠袋:深紫色;骨盆骨:红色;膀胱:浅紫色;乙状结肠:天蓝色;直肠:橙色;左股骨头:紫色;右侧股骨头:天蓝色。

- **近距离放疗危及器官勾画**

命名	勾画建议
Bladder	全部膀胱外侧缘壁,上至膀胱顶,下至全部膀胱三角区
Rectum	始于肛门缘,止于直肠 - 乙状结肠交界处
Sigmoid	下界始于直肠 - 乙状结肠交界处,上至子宫体外 2cm 范围内乙状结肠肠管
Bowel	上至子宫体上 2cm,下界至 IR-CTV 下 2cm,子宫体周围 3~4cm 及范围内肠管

注:参考 EMBRACE Ⅱ 研究方案,为提高效率,可只勾画 CTV_HR 2cm 范围内。

【放疗的剂量和分割】

- **外照射**

1. 宫颈癌根治术后

结构名称	剂量学参数	目标 /Gy	可接受	备注
PTV_LR	$D_{95\%}$	45~50.4	$D_{max}<105\%~107\%$	25~28f

2. 宫颈癌根治性放疗

(1) ⅠA~ⅡB 期

结构名称	剂量学参数	目标 /Gy	可接受	备注
PTV_LR	$D_{95\%}$	45	$D_{max}<105\%\sim107\%$	25f
PTVn*	$D_{95\%}$	55~60	$D_{max}<105\%$	25f

注：*. 要根据个案情况，目标剂量 EDQ2=55~65Gy（对小盆腔内淋巴结，近距离治疗可另外贡献 3~4Gy）。明显残留淋巴结病灶可个体化推量至总 70Gy。

(2) ⅢA~ⅣA 期

结构名称	剂量学参数	目标 /Gy	可接受	备注
PTV_LR	$D_{95\%}$	50.4	$D_{max}<105\%$	28f
PTVn	$D_{95\%}$	60	$D_{max}<105\%$	28f

注：要根据个案情况，目标剂量 EDQ2=55~65Gy（对小盆腔内淋巴结，近距离治疗可另外贡献 3~4Gy）。明显残留淋巴结病灶可个体化推量至总 70Gy。

3. 危及器官限量

结构名称	剂量学参数	目标	可接受变化	说明
Rectum	D_{max}	≤ 107%（PTV_LR 处方）	≤ 57.5Gy	
	V_{40Gy}		<75%	
	V_{30Gy}		<95%	
Bladder	D_{max}	<105%（PTV_LR 处方） <103%（PTVn 处方）	≤ 57.5Gy	
	V_{40Gy}		<60%	
	V_{30Gy}		<80%	
BowelBag	D_{max}	<107%（PTV_LR 处方） <103%（PTVn 处方）	≤ 58.8Gy	
	V_{40Gy}		<250cc	无淋巴结推
	V_{30Gy}		<500cc	量时
	V_{40Gy}		<300cc	有淋巴结推量
	V_{30Gy}		<600cc	或扩大野
SpinalCord	D_{max}	<45Gy		
Femurs	D_{max}	≤ 50Gy	≤ 55Gy	

结构名称	剂量学参数	目标	可接受变化	说明
Bone_Pelvic	V_{10Gy}	$\leqslant 75\%$	$\leqslant 90\%$	
	V_{20Gy}	$\leqslant 65\%$	$\leqslant 75\%$	
Kidney	D_{mean}	$<10Gy$	$<15Gy$	
Ovaries	D_{max}	$<5\sim8Gy$		

注：BowelBag 体积限量为目标值，最终取决于剂量分布合理性。处方剂量优先原则：PTV>Bowel>Rectum>Bladder>Femurs>Bones_Pelvic（参考 EMBRACE II 限量标准）。

● 近距离放疗的剂量要求（联合外照射）

目标	目标剂量	可接受剂量
D_{90} CTV_HR EQD2$_{10}$	90Gy~95Gy	>85Gy
D_{98} CTV_HR EQD2$_{10}$	>75Gy	—
D_{98} CTVp_res EQD2$_{10}$	>95Gy	>90Gy
D_{98} CTV_IR EQD2$_{10}$	>60Gy	—

（续）

危及器官	目标剂量	可接受剂量
Bladder D_{2cc} EQD2$_3$	<80Gy	<90Gy
Rectum D_{2cc} EQD2$_3$	<65Gy	<75Gy
Recto-vaginal D_{2cc} EQD2$_3$	<65Gy	<75Gy
Sigmoid D_{2cc} EQD2$_3$	<70Gy	<75Gy

注：靶区剂量主要看 CTV_HR D_{90}/D_{98}，以上均为目标值，可根据实际累积剂量调整每次的目标剂量。

【靶区勾画示例】

- **ⅢCr 期根治性外照射**

67 岁女性，诊断：宫颈鳞状细胞癌ⅡB 期（FIGO 2009 版），ⅢC1r 期（FIGO 2018 版）。累及范围：宫颈肿物，直径约 5cm，侵及阴道上 1/3、双侧宫旁、右侧闭孔区淋巴结转移。治疗前 MRI 图像如下。

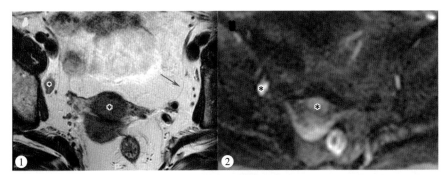

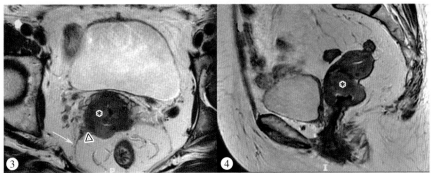

图 1、3、4: 高分辨率 T₂WI 横断位、矢状位；图 2: DWI 序列。宫颈原发肿瘤及右侧闭孔区转移淋巴结(图中 *)在高分辨率 T₂WI 呈现中等稍高信号、DWI 序列呈高信号；

图 3 可见原发肿瘤信号突破宫颈外膜侵犯右侧宫旁 (Δ) 及右侧子宫骶韧带(黄色箭头)。

靶区范围：CTVn 为右侧闭孔转移淋巴结，CTV-LR 包括宫颈原发灶、全子宫、双侧附件、宫旁、阴道上 2/3 及盆腔淋巴引流区（双侧髂总、髂内、髂外、闭孔、部分骶前淋巴引流区）。

处方剂量：PTV_LR 45Gy/25f，PTVn 60Gy/25f。

ⅢC1r 期宫颈癌靶区勾画

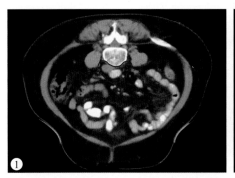 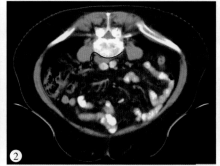 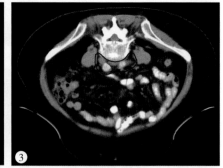

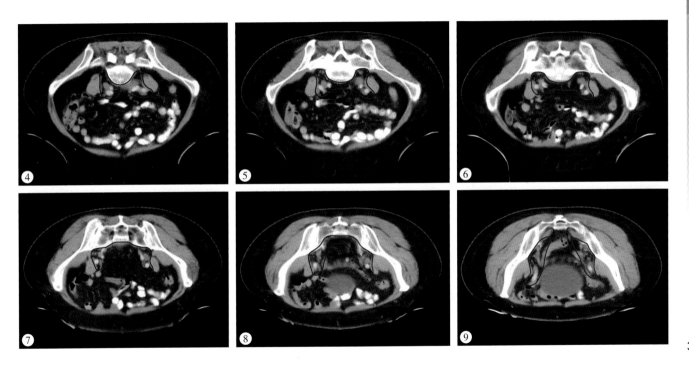

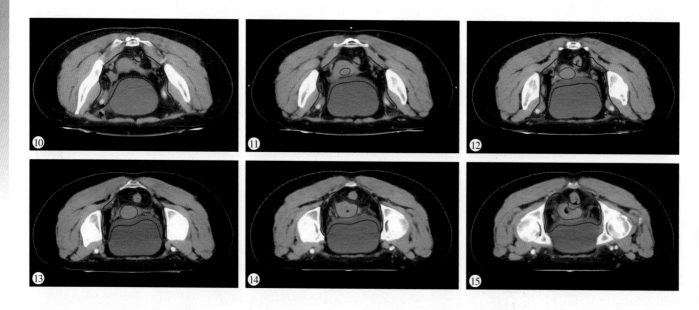

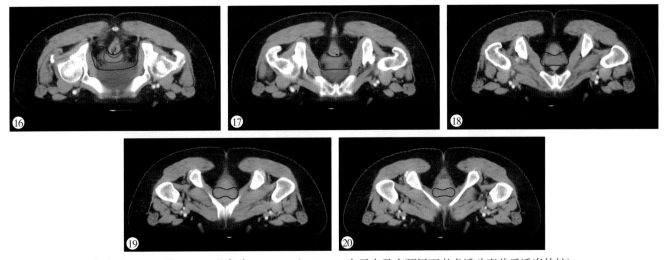

红色为 GTVp 及 GTVn，蓝色为 CTV-LR（CTV-LR 在子宫及宫颈层面考虑活动度前后适当外扩）。

勾画要点：该患者宫颈肿块侵犯双侧宫旁，上未达子宫体，向下侵犯阴道上 1/3，因此原始肿瘤的低危临床靶区需包括原发肿瘤、全子宫、宫旁、阴道上 2/3（或肿瘤下 2cm）。关于是否需要包括双侧附件，RTOG 指南中可无需包括；另闭孔区 1 枚淋巴结转移，因此只需常规勾画盆腔淋巴引流区至腹主动脉分叉水平。

- **ⅢB 期根治性外照射**

65 岁女性,诊断:宫颈鳞状细胞癌ⅢB 期(FIGO 2018 版),宫颈高级别上皮内病变锥切术后。累及范围:宫颈肿物,阴道后壁及右侧壁结节状肿物达阴道下 1/3,距离阴道口 1cm,右侧宫旁增厚达盆壁,右侧肛提肌受累。治疗前 MRI 图像如下。

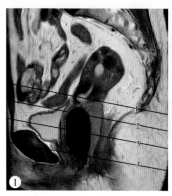
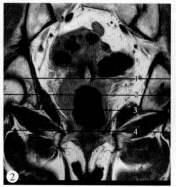
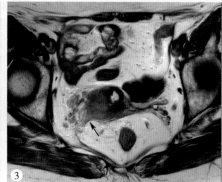

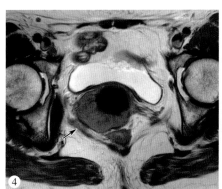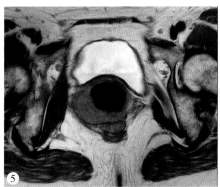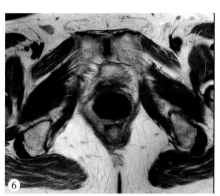

图 1-3 分别为高分辨率 T_2WI 矢状位、冠状位和横断位,宫颈及阴道肿瘤在高分辨率 T_2WI 呈现中等稍高信号。
原发肿瘤信号突破宫颈外膜侵犯右侧宫旁(图 3 黑色箭头)及右侧肛提肌(图 4 黑色箭头)。

靶区范围:CTV_LR 包括宫颈原发灶、全子宫、双侧附件、宫旁、全阴道、双侧腹股沟及盆腔淋巴引流区(双侧髂总、髂内、髂外、闭孔、部分骶前淋巴引流区)。

处方剂量:PTV_LR 45Gy/25f。

ⅢB 期宫颈癌靶区勾画

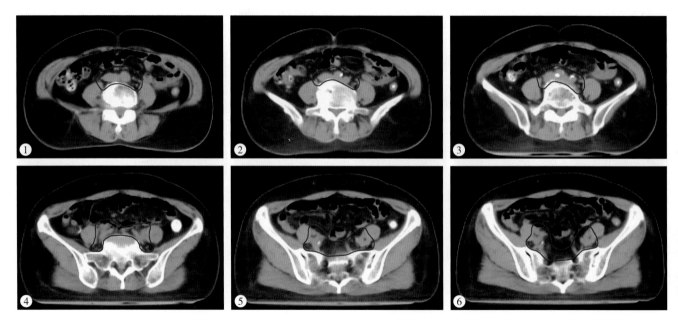

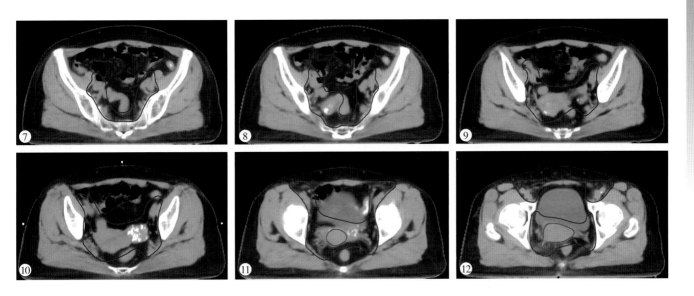

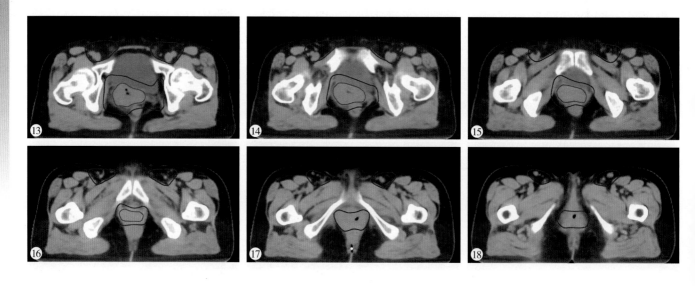

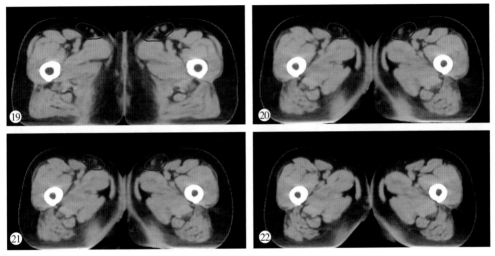

蓝色为 CTV-LR。

勾画要点:该患者肿瘤侵犯阴道下 1/3,因此需要勾画腹股沟淋巴引流区,下界定义为坐骨结节下缘,此处因有肿大淋巴结,实际下界包全肿大淋巴结。该患者右侧肛提肌受累,CTV-LR 包括部分右侧坐骨直肠窝。

● ⅡB 期近距离放射治疗

60 岁女性，诊断：宫颈中分化鳞癌，ⅡB/cT$_{2b}$N$_0$M$_0$ 期（FIGO 2018 版 /AJCC 第九版）。查体：宫颈菜花型肿物直径 4cm，右穹隆变浅，双侧宫旁增厚未达盆壁，阴道前、右侧壁增厚达阴道上段。治疗前盆腔 MRI 图像如下。

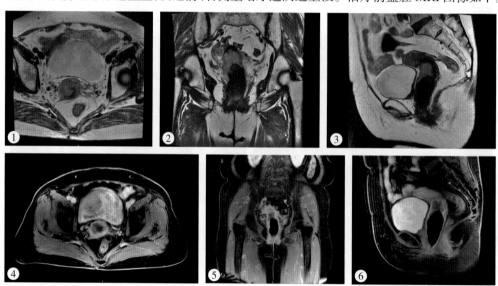

　　宫颈软组织肿块,大小约 3.7cm×3.4cm×2.9cm,向上累及部分子宫腔、向下累及阴道未达下 1/3、双侧宫旁受累未达盆壁。完成盆腔同步放化疗:PTV-LR/PTVn=45Gy/60Gy/25f,每周顺铂化疗 40mg/m^2,共 5 次。

　　近距离治疗前 1 周,查体:宫颈菜花型肿物直径约 3cm、右穹隆变浅,右宫旁增厚未达盆壁,阴道未见肿物。盆腔平扫 MRI 如下。

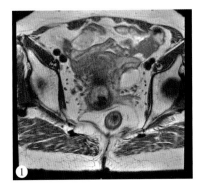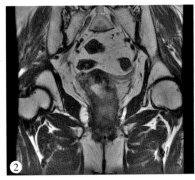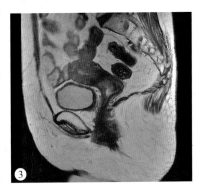

　　宫颈软组织肿块影较前范围减小,3.2cm×2.5cm×2.2cm,未累及子宫体、阴道,右侧宫旁可疑受累未达盆壁,左侧宫旁未受累。

　　施源器:宫腔管 + 穹隆管 + 双侧插植针。

靶区范围：CTV_HR（红色线）：包括后装时残留病灶（GTVres）及宫颈。CTV_IR（绿色线）：CTV_HR 上下及宫旁方向外扩 1cm，前后方向外扩 0.5cm，并包括外照射前侵犯的范围，根据危及器官适当修回。

处方剂量：D_{90} CTV_HR：6Gy × 5f，D_{98} CTV_IR：2.8Gy × 5f。

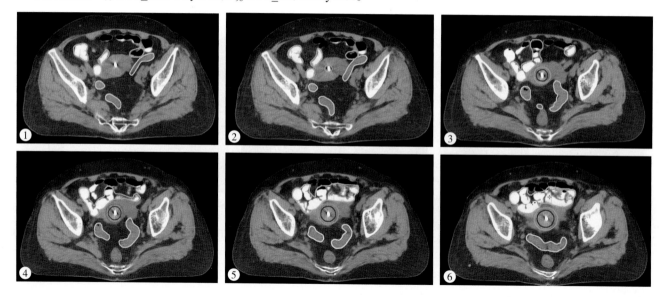

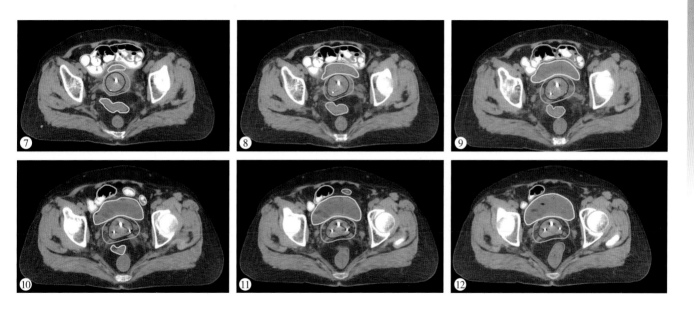

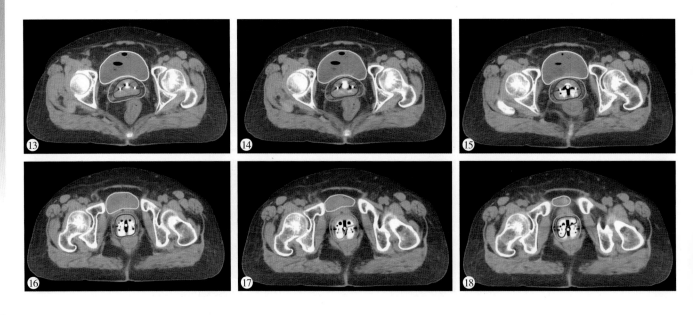

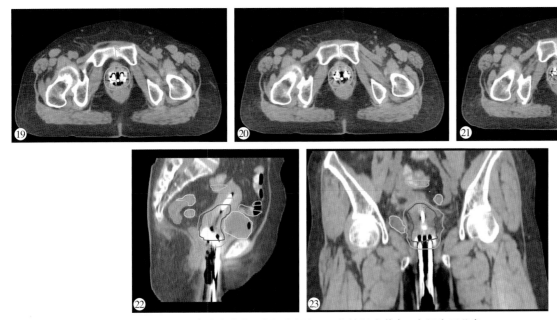

膀胱为黄色；直肠为橙色；乙状结肠为黄色；小肠为天蓝色。

子宫内膜癌

【放疗适应证】

● 根治术后辅助放疗

根据分期、组织学类型和危险因素决定不同术后辅助治疗方法。

FIGO 分期	组织分级	术后辅助治疗
I A	G_{1-2}	观察（推荐） VBT（LVSI 和 / 或 ≥ 60 岁） VBT（强烈推荐：2 个危险因素）
	G_3	VBT（推荐） 无肌层浸润→观察 ≥ 70 岁或 LVSI（+）→ EBRT（2B 类证据）

FIGO 分期	组织分级	术后辅助治疗
ⅠB	G_1	VBT（推荐） <60 岁和 LVSI（-）→观察
	G_2	VBT（推荐） ≥60 岁和 / 或 LVSI（+）→ EBRT <60 岁和 LVSI（-）→观察
	G_3	放疗（EBRT 和 / 或 VBT）± 全身治疗（全身治疗为 2B 类证据）
Ⅱ	$G_{1\sim3}$	EBRT（推荐） EBRT 和 / 或 VBT。单纯 VBT：$G_{1\sim2}$，肌层浸润 <50%，脉管癌栓（-），显微镜下宫颈侵犯 EBRT 和 / 或 VBT ± 全身治疗（全身治疗为 2B 类证据）
Ⅲ~Ⅳ		全身治疗 ± EBRT ± VBT。联合治疗依赖于对局部转移风险和远处转移风险的评估。Ⅲ期疾病首选联合治疗

注：VBT. 阴道近距离放疗；EBRT. 外照射放疗；LVSI. 淋巴脉管间隙浸润。

- **子宫内模样腺癌不全手术分期（多指未切除双侧卵巢或未行淋巴结清扫）术后辅助治疗**

危险因素	术后辅助治疗
ⅠA 期,G_{1-2},LVSI(−),<60 岁 ⅠA 期,G_3,LVSI(−),<60 岁,无肌层浸润	观察
ⅠA 期,G_3,≥ 60 岁,LVSI(−) ⅠB 期,G_{1-2},≥ 60 岁,LVSI(−)	影像学检查阴性→ VBT
ⅠA 期,G_{1-3},LVSI(+) ⅠB 期,G_{1-2},LVSI(+) ⅠB 期,G_3 Ⅱ期	影像学检查阴性→参照全面分期术后管理 影像学检查可疑或阳性→手术再分期或可疑部位病理确认→参照全面分期术后管理 手术再分期→参照全面分期术后管理
≥ⅢA 期	全身治疗 ± EBRT ± VBT

- **浆液性癌和透明细胞癌术后辅助治疗**

危险因素		术后辅助治疗
浆液性癌	无残留病灶	观察
透明细胞癌	非肌层浸润性ⅠA 期	腹腔冲洗细胞学(−)→ VBT(推荐)或观察 腹腔冲洗细胞学(+)→全身治疗和 VBT

	危险因素	术后辅助治疗
透明细胞癌	肌层浸润性 I A 期, I B 期及 II 期	全身治疗 ± EBRT ± VBT
		EBRT ± VBT
	III ~ IV 期	全身治疗 ± EBRT ± VBT

- **未分化及去分化癌术后辅助治疗**

	术后辅助治疗
未分化癌	全身治疗 ± EBRT ± VBT
去分化癌	

- **癌肉瘤术后辅助治疗**

	分期	术后辅助治疗
癌肉瘤	I A 期	全身治疗 +VBT
		全身治疗 +VBT+EBRT[*]
	I B~ IV 期	全身治疗 ± EBRT[*] ± VBT

注: [*]. 如果高级别上皮成分和肉瘤成分为主(>50%)。

【放疗定位】

定位前准备、体位及固定方式、CT 扫描条件参照宫颈癌（本书 5.1 章节）。

【术后辅助放疗靶区勾画】

- **根据 FIGO 分期及危险因素不同，术后外照射放疗 CTV 范围稍有差异。**

项目	腹膜后淋巴引流区	髂总淋巴引流区	髂外淋巴引流区	髂内淋巴引流区	闭孔淋巴引流区	骶前淋巴引流区	阴道及阴道旁
Ⅰ 期		+	+	+	+		+[c]
Ⅱ 期，伴显微镜下宫颈间质浸润		+	+	+	+		+[c]
Ⅱ 期，伴大体宫颈间质浸润		+	+	+	+	+	+[d]
Ⅲ~Ⅳ期，N−		+	+	+	+	+[a]	+[d]
Ⅲ~Ⅳ期，N+	+[b]	+	+	+	+	+[a]	+[d]

注：+.需要勾画；a. 子宫内膜癌大体侵犯宫颈间质，如具有淋巴结转移或淋巴结转移高危因素时可考虑包括；b. 当腹主动脉旁淋巴结或髂总淋巴结阳性时，CTV 应包括腹膜后淋巴引流区。高位腹膜后淋巴结阳性时，上界至左肾静脉上 1~1.5cm；c. 如无或者仅有显微镜下宫颈间质浸润，可减少直肠系膜范围。d. 如侵及宫旁或大体宫颈间质浸润，需包括更大范围直肠系膜及残留子宫骶韧带。

- 阴道、阴道旁及各淋巴引流区 CTV 的勾画可参照宫颈癌章节。
- 阴道近距离放射治疗靶区勾画定义

命名	解释	定义及勾画建议
CTV_V	阴道残端临床靶区	按处方方式位于阴道黏膜或黏膜下 5mm；范围包括阴道残端 3~4cm 或 1/2 长度，如有广泛 LVSI 或残端阳性可适当扩大范围

【危及器官勾画】

参考宫颈癌章节。

【放疗的剂量和分割】

- 外照射的剂量和分割

结构名称	剂量学参数	目标 /Gy	可接受	备注
PTV	$D_{95\%}$	45~50.4	$D_{max}<105\%~107\%$	25~28f

危及器官限量参照宫颈癌术后放疗。

- **近距离放疗的剂量**

	剂量要求
术后单纯 VBT	黏膜下 5mm：7Gy×3f 或 5.5Gy×4f 黏膜表面：6Gy×5f
EBRT+VBT	黏膜表面：4~6Gy×2~3f

【ⅢC1p 期子宫内膜癌术后靶区勾画示例】

59 岁,诊断：子宫内膜样腺癌,行腹腔镜下筋膜外全子宫 + 双附件切除术 + 盆腔淋巴结清扫术 + 腹主动脉旁淋巴结活检术。术后病理：子宫内膜样腺癌,FIGO G2,浸润肌层大于 1/2 层,可见多个脉管癌栓,未累及宫颈间质,双侧宫旁组织及阴道切缘未见癌,右侧髂内淋巴结(1/2)可见癌转移,余淋巴结未见癌转移(0/16)。病理分期：ⅢC1p 期。查体：外阴正常,阴道畅,残端愈合良好,未见肿物,三合诊检查盆腔未及肿块。盆腔 MR：阴道残端未见明确异常、盆腔未见肿大淋巴结。

治疗方案：盆腔外照射 + 同步 2 周期顺铂化疗 +4 周期 TP 方案(紫杉醇 + 顺铂)辅助化疗。

CTV(蓝色线)范围：包括阴道残端上端及髂总、髂内、髂外、闭孔、部分骶前淋巴引流区。

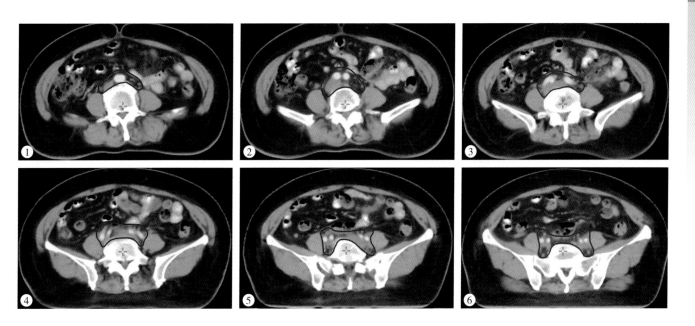

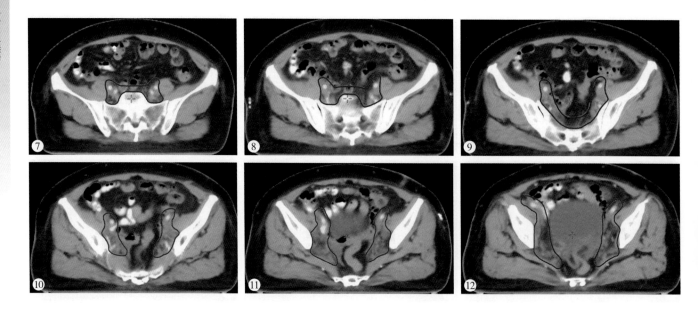

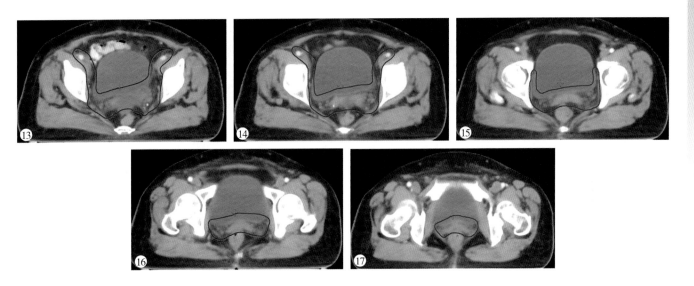

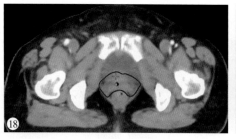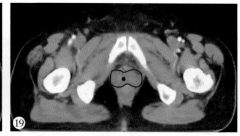

外阴癌

【放疗适应证】

● **根治性放疗**

1. 不可切除的局部晚期肿瘤，包括部分Ⅱ期（肿瘤直径>4cm或肿瘤侵及阴道、尿道、肛门）、Ⅲ~ⅣA期肿瘤。

2. 淋巴结无法切除（无论原发肿瘤期别）。

3. 手术有可能造成严重并发症或有严重伴发疾病不能接受手术的早期患者。

- **术后辅助放疗**

切缘阳性、近切缘(切缘距肿瘤边缘 <8mm)、2 个及以上阳性淋巴结、淋巴结包膜外侵犯和脉管癌栓阳性(LVSI)。术后放疗要在手术伤口愈合后尽快开始,一般在术后 6~8 周内开始。

- **姑息性放疗**

晚期肿瘤(任何 T、N 分期和超出盆腔的 M_1 期病变)可考虑局部姑息性放疗。

【放疗定位】

- **定位前准备**

1. 膀胱充盈、肠道准备:同宫颈癌放疗定位。

2. 标记:①根治性放疗:用铅丝标记原发灶及转移淋巴结边界,同时标记肛门、尿道口、阴蒂;②术后辅助放疗:推荐标记肛门、尿道、阴蒂、手术瘢痕。

3. 外阴表面放置组织补偿物(bolus),bolus 大小根据病变范围而定,推荐在有 bolus 和无 bolus 两种状态下行定位扫描。腹股沟区不常规推荐放置 bolus,若淋巴结贴近体表或侵犯皮肤时需放置。

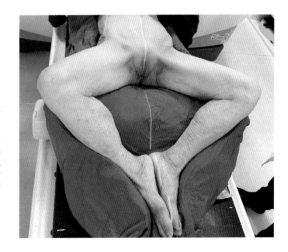

- **体位及固定方式**

1. 常规体位：仰卧和蛙腿位。

2. 肢体活动受限或其他不能维持蛙腿位等特殊情况：仰卧和直腿位皆可，真空袋／体架＋体膜固定躯干。

- **扫描方式及范围**

CT平扫＋增强（有明确禁忌证、对比剂过敏等可选择CT平扫）、层厚5mm。

扫描范围：T_{10}下缘至坐骨结节下10cm。如病灶超出以上范围，应包括可见肿瘤外10cm。

- **影像融合要求**

有条件者推荐融合定位MRI图像（T_2WI，T_1WI）辅助靶区勾画。

【放疗靶区勾画】

- **根治性放疗靶区定义**

标准命名	解释	勾画建议
GTV	外阴原发灶	任何影像学可见或可触及的外阴病灶
GTVn	转移淋巴结	MRI/CT/PET-CT提示阳性淋巴结，或超声引导穿刺活检明确的阳性淋巴结

标准命名	解释	勾画建议
CTV1	外阴 CTV	GTV+ 整个外阴 + 外阴邻近皮肤、黏膜、皮下组织 + 邻近受侵肌肉,遇骨修回。如病变超过外阴,则至少包括 GTV 外 1cm。 如有卫星病灶、广泛 LVSI 或皮肤淋巴管浸润,CTV 包括原发灶周围的皮肤和 / 或皮下组织; 阴道受侵时,CTV 上界为原发灶上 3cm;如阴道受侵近端不确定,或有 LVSI,则 CTV 包全阴道; 肛门、肛管、膀胱或直肠受侵时,CTV 应包括原发灶及 2cm 的膀胱或直肠; 如尿道口受侵,CTV 应包括原发灶及 2cm 的尿道;如尿道受侵至中段、近端,CTV 应包括全尿道; 阴蒂受侵时,CTV 应包括病灶外 2cm,且大多数情况下需包括阴蒂悬韧带
CTV2	淋巴结 CTV	仅外阴 / 下段阴道 / 尿道周围 / 阴蒂周围受侵时,包括双侧腹股沟 + 双侧闭孔 + 双侧髂内 + 双侧髂外淋巴引流区。 阴道后壁上 1/2 受侵时,额外包括骶前淋巴引流区（$S_1 \sim S_3$）; 肛门 / 肛管受侵时,额外包括骶前淋巴引流区（$S_1 \sim S_3$）+ 直肠系膜周围淋巴引流区

- **术后辅助放疗靶区勾画定义**

标准命名	解释	勾画建议
CTV	临床靶区	瘤床区 + 外阴邻近的皮肤、黏膜和皮下组织 + 腹股沟淋巴引流区 ± 盆腔淋巴引流区（髂内、髂外及骶前淋巴引流区）。 切缘阴性时，瘤床可以为低危区，也可以考虑加量。当切缘阳性时，则推荐加量； 常规不包含髂总淋巴结，若怀疑或证实髂内外淋巴结转移则应包括髂总淋巴结； 如果原发性外阴病变涉及阴道远端（定义为与闭孔内肌相邻的阴道），则 CTV 应包括以下淋巴引流区：双侧腹股沟、双侧闭孔、双侧髂内及髂外淋巴引流区； 如果原发肿瘤侵及阴道后壁的近半部分，包括骶前淋巴引流区； 如果外阴病变侵及肛门或肛管，则应包括以下淋巴引流区：双侧腹股沟、双侧闭孔、双侧髂内、双侧髂外、直肠周围（包括直肠系膜）和骶前淋巴引流区
CTV_TB	瘤床加量区	切缘阴性时，加量区可仅为瘤床； 切缘阳性或近切缘，加量区推荐为瘤床区外 1~2cm，按解剖屏障修回
PTV_LR PTV_TB	计划靶区	相应 CTV 三维外扩 0.5cm（根据各放疗中心的具体情况适当外扩）。如皮肤未受累，收到皮下 0.3cm

- **腹股沟及盆腔淋巴引流区勾画同宫颈癌部分**

【危及器官勾画及限量】

- **危及器官勾画定义及示例同宫颈癌**
- **根治性放疗危及器官限量**

结构名称	剂量学参数	目标	可接受的变化
Rectum	V_{45}	<60%	V_{105}<0.03cc
Bladder	V_{45}	<35%	V_{50}<35%，如和推量区重叠时 V_{105}<0.03cc
BowelBag	V_{40}	<30%	V_{45}<30%，如和推量区重叠时 V_{105}<0.03cc
	V_{45}	<150cc	
Femurs	V_{30}	<15%	V_{30}<50%
			V_{40}<35%
			V_{44}<5%（RTOG 0529）
Bone_Pelvic	V_{40}	<35%	V_{20}<75%

【放疗的剂量和分割】

- **根治性放疗剂量**

结构名称	剂量学参数	目标
PGTV	$D_{95\%}$	60~70Gy/25-28f
PTV1	$D_{95\%}$	54~60Gy/25-28f
PTV2	$D_{95\%}$	45~50Gy/25-28f

- **术后辅助放疗剂量**

结构名称	剂量学参数	目标
PTV_LR	$D_{95\%}$	45~50.4Gy/25~28f
PTV_TB	$D_{95\%}$	R2 切除：66~70Gy R1 切除：60~66Gy R0 切除近切缘：50~54Gy 当切缘阴性时，瘤床区 45~50Gy
PGTV-N	$D_{95\%}$	淋巴结包膜外侵犯：54~64Gy

【靶区勾画示例】

● 根治性放疗

　　75 岁女性,诊断:外阴鳞状细胞癌ⅣA 期(FIGO 2021 年版)。体格检查:阴蒂肿物,大小约 3cm×2cm,质硬,触痛,相邻大阴唇粗糙隆起,双侧腹股沟多发肿大淋巴结,大者 5cm×2cm×2cm。盆腔 MRI:双侧大阴唇前部及阴蒂病变,范围约 4.8cm×2cm×2.6cm,伴会阴区皮肤及皮下水肿,双侧髂血管周围、双侧腹股沟区多发淋巴结转移,部分被膜外侵。治疗前 MRI 及靶区勾画例如下。

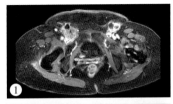

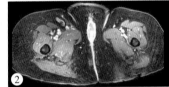

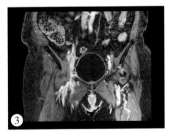

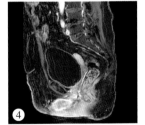

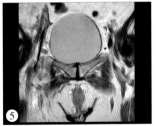

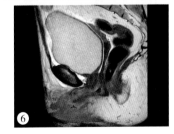

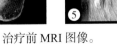

治疗前 MRI 图像。

靶区勾画：GTV 为外阴原发灶；GTVnd 为双侧髂血管及腹股沟转移淋巴结；CTV1 为 GTV 外扩 1cm 并包括整个外阴，根据解剖屏障适度修回；CTV2 为双侧腹股沟、闭孔、髂内、髂外、髂总淋巴引流区。

处方剂量：95% PGTV 70Gy/2Gy/35f；95% PTVnd 70Gy/2Gy/35f；95% PTV1 60Gy/2Gy/30f；95% PTV2 50Gy/2Gy/25f。

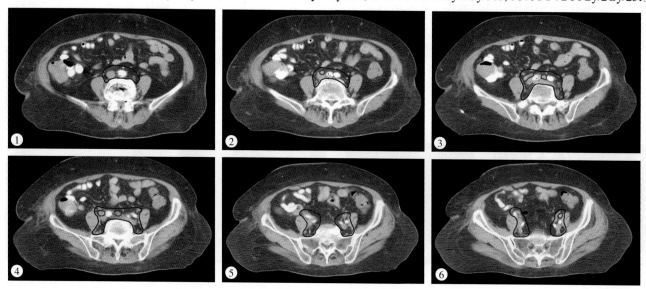

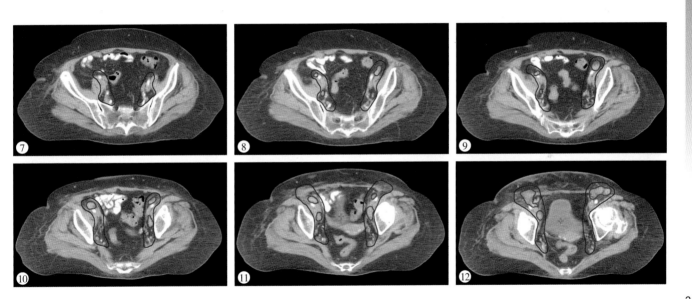

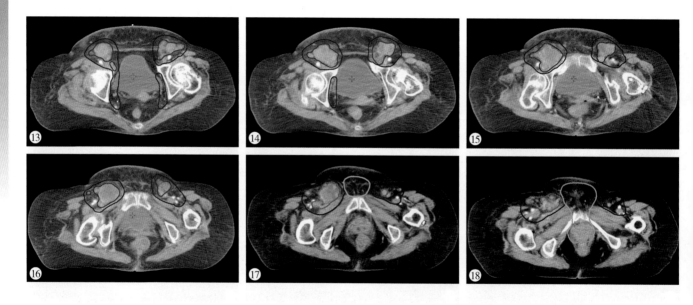

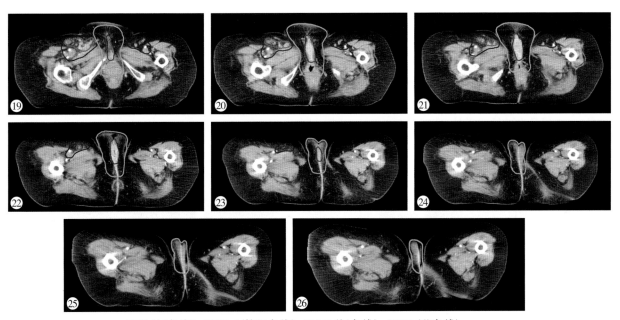

GTV（红色线）；GTVnd（棕红色线）；CTV1（绿色线）；CTV2（蓝色线）。

● **辅助放疗**

45岁女性,因"外阴白斑5年,右侧阴唇瘙痒1年余"起病。术前查体:阴蒂处可扪及直径2cm结节,质硬,右侧腹股沟可扪及直径2.5cm肿大淋巴结,质硬,活动可。术前MR:双侧大阴唇前缘交汇处见一结节,大小约1.9cm×1.8cm×0.8cm,右侧腹股沟区见肿大淋巴结,大者约2.2cm×1.9cm,考虑转移。

行广泛外阴切除+双侧腹股沟淋巴结清扫术+外阴成型术。术后病理:外阴高分化鳞状细胞癌,侵犯皮肤真皮及皮下组织,肿瘤浸润深度1cm,可见神经侵犯,LVSI(+),各个切缘均未见癌,右侧腹股沟浅表淋巴结见转移癌(1/32),转移灶>5mm,未累及淋巴结被膜外,病理分期:$pT_{1b}N_{1b}$,ⅢA期。

靶区勾画:CTV为瘤床区及外阴邻近的皮肤及皮下组织,并包括双侧腹股沟、髂内、髂外、闭孔淋巴引流区。

处方剂量:95% PTV 50Gy/2Gy/25f。

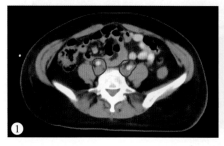
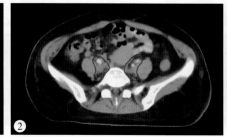
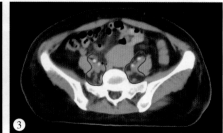

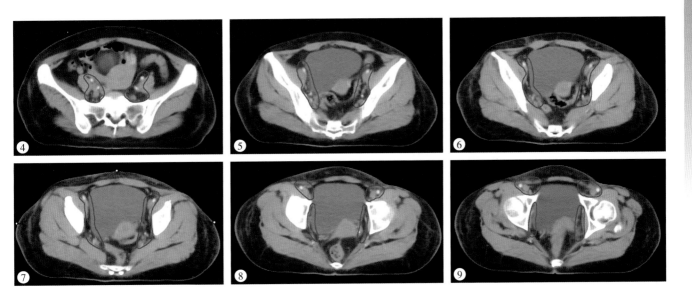

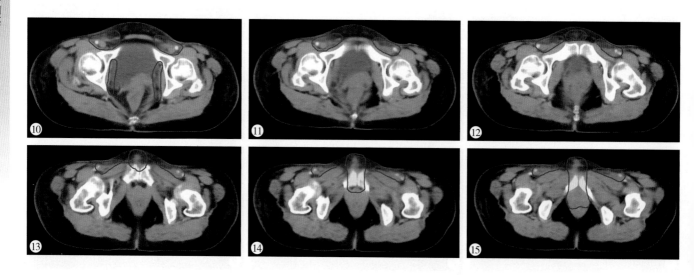

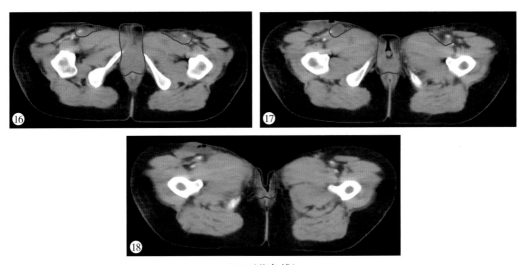

CTV（蓝色线）。

霍奇金淋巴瘤

【放疗适应证】

● 霍奇金淋巴瘤放疗适应证

淋巴瘤亚型	适应证	治疗原则
经典型霍奇金淋巴瘤	Ⅰ A 和 Ⅱ A 期预后良好 [a]	ABVD × 2+ISRT 20Gy/2Gy/10f
	Ⅱ A 期预后好 [b]	ABVD × 4+ISRT 30Gy/2Gy/15f
	Ⅰ~Ⅱ期预后不良	ABVD × (4~6)+ISRT 30~36Gy/2Gy/15~18f 或 BEACOPPesc × 2+ABVD × 2+ISRT 30~36Gy/2Gy/15~18f
	Ⅲ~Ⅳ期	ABVD 化疗后,对化疗残留和化疗前大肿块行 ISRT; Stanford Ⅴ 化疗后对化疗前大肿块和受累的脾脏 ISRT 30~36Gy/2Gy/15~18f; BEACOPPesc 化疗后对残存直径 >2.5cm 且 PET 阳性病灶行 ISRT

(续)

淋巴瘤亚型	适应证	治疗原则
结节性淋巴细胞为主型霍奇金淋巴瘤	ⅠA 和 ⅡA 期,非大肿块	ISRT 30Gy/2Gy/15f
	ⅠB 和 ⅡB 期,或早期大肿块	化疗后 ISRT 20~30Gy/2Gy/10~15f
	Ⅲ~Ⅳ期	化疗后 ISRT 或局部放疗,剂量参考以上

注: ISRT. 受累部位放疗; a. 非大肿块、<3 个受累部位、红细胞沉降率(ESR)<50mm/h、无结外受累; b. 非大肿块、<4 个受累部位、ESR<50mm/h、± 结外受累。

• 早期霍奇金淋巴瘤预后不良因素定义

研究组	早期霍奇金淋巴瘤预后不良因素
NCCN	ESR>50mm/h 或伴 B 症状,肿块最大径 / 胸腔最大径 >0.33 或直径 >10cm,受累淋巴结区 >3 个
GHSG	ESR>50mm/h、无 B 症状,ESR>30mm/h 伴 B 症状,肿块最大径 / 胸腔最大径 >0.33,受累淋巴结区 >2 个,有结外病变
EORTC	年龄 ≥ 50 岁,ESR>50mm/h、无 B 症状; ESR>30mm/h 伴 B 症状,肿块最大径 / 胸腔 T5~T6 水平横径 >0.35,受累淋巴结区 >3 个

研究组	早期霍奇金淋巴瘤预后不良因素
NCIC	年龄 ≥ 40 岁,混合细胞型或淋巴细胞消减型,ESR>50mm/h 或伴 B 症状,肿块最大径 / 胸腔最大径 >0.33 或直径 >10cm,受累淋巴结区 >3 个

注: NCCN. 美国国立综合癌症网络（National Comprehensive Cancer Network）; GHSG. 德国霍奇金淋巴瘤研究组（German Hodgkin Study Group）; EORTC. 欧洲癌症研究与治疗组织（European Organization for Research and Treatment of Cancer）; NCIC. 加拿大国家癌症研究所（National Cancer Institute of Canada）。

【放疗定位】

● **影像融图要求**

如果 PET 或 PET-CT 图像不是模拟定位取得的,就必须与 CT 模拟图像进行融合,这样最初的感兴趣区才能够在模拟图像上显示。如果融合无法实现,可进行仔细的人工勾画。最理想的是,采用治疗体位以及相应固定装置获得所有图像。

● **头颈淋巴瘤定位细则**

1. 定位前准备: 口腔处理（必要时）; 长发患者剪短头发。

2. 定位装置: 头颈肩架,头颈肩面罩,可考虑发泡胶制作个体化头枕固定,结合头颈肩面罩。

3. 体位: 仰卧位,双侧上肢放在身体两侧。

4. 定位中心点选取：根据部位。

5. CT 扫描参数：增强，层厚 3mm；PET-CT 层厚 3.75mm；可考虑做 MRI 定位，以提高软组织分辨率。

6. 扫描范围：颅顶—气管隆嵴。

- **纵隔淋巴瘤定位细则**

1. 定位前准备：吸气屏气训练。

2. 定位装置：胸腹发泡胶或热塑膜固定。

3. 体位：双手交叉置于头顶，头先进。

4. 定位中心点选取：纵隔。

5. CT 扫描参数：增强，层厚 5mm；PET-CT 层厚 3.75mm。推荐使用 4D-CT 或呼吸门控技术［deep inspiration breath hold（DIBH）或 active breathing coordinator（ABC）］。

6. 扫描范围：颅顶—L_2 椎体。

- **腹盆腔淋巴瘤定位细则**

1. 定位前准备：盆腔放疗时排空膀胱、直肠，近直肠的病灶可参照直肠癌。

2. 定位装置：胸腹发泡胶或体部固定膜。邻近膈肌部位（如胃、脾）时考虑呼吸控制技术。

3. 体位：仰卧，双手交叉置于头顶，头先进。

4. 定位中心点选取：大体肿瘤部位。

5. CT 扫描参数：增强，层厚 5mm；PET-CT 层厚 3.75mm。

6. 扫描范围：根据累及部位确定，上至气管隆嵴，下至盆腔下。

【放疗靶区勾画】

ISRT 与 INRT 的区别

名称	定义
受累部位照射	当没有条件获得精准的化疗前影像时，可通过适度外放一定边界增大照射野以涵盖治疗中的不确定性因素
受累淋巴结照射	化疗前充分对肿瘤进行评估，在放射治疗体位下行 PET-CT 检查，并融合至化疗后放疗的定位 CT 中，准确照射所有化疗前大体肿瘤位置，即为 INRT。照射野范围是化疗前大体肿瘤体积；必须有化疗前精确的治疗体位下的 PET-CT 评估

注：ISRT. 受累部位照射（involved site radiation therapy）; INRT. 受累淋巴结照射（involved node radiation therapy）。

头颈部淋巴瘤靶区勾画细则

命名原则	勾画范围	PTV 及 PRV 外扩原则
Pre/Post chemo GTV	分别勾画化疗前后、体检、影像学上所见大体肿瘤	
CTV	化疗前 GTV 确保包全化疗后 GTV	
PTV		CTV 外扩 0.3~0.5cm

纵隔淋巴瘤靶区勾画细则

命名原则	勾画范围	PTV 及 PRV 外扩原则
Pre/Post chemo GTV	分别勾画化疗前后、体检、影像学上所见大体肿瘤	
CTV	化疗前 GTV 确保包全化疗后 GTV	
PTV		CTV 外扩 0.5~1cm（呼吸控制时）

腹盆腔淋巴瘤靶区勾画细则

命名原则	勾画范围	PTV 及 PRV 外扩原则
Pre/Post chemo GTV	分别勾画化疗前后、体检、影像学上所见大体肿瘤	
CTV	GTV 外扩 1cm	
PTV	CTV 外扩 0.7cm	CTV 外扩 0.5~1cm（根据本中心的误差范围进行调整）

【危及器官勾画】

参考各部位危及器官靶区勾画建议。

【放疗的剂量和分割】

针对个体病例还不能推荐使用何种照射技术,临床医师需考虑最小的风险和晚期毒性后权衡使用。在一些情况下推荐使用电子线技术,例如表浅眼 MALT 淋巴瘤。其他情况下,比如适形度更好的调强放射治疗 / 容积旋转调强放疗(IMRT/VMAT)能更好保护重要正常结构,却以更多体积的正常组织接受低剂量的照射为代价。目前尚未广泛推荐质子治疗。

【靶区勾画示例】

20 岁女性,诊断:结节硬化型经典型霍奇金淋巴瘤,早期预后不良组,化疗后 CR,Ann Arbor 分期 ⅡA 期;累及范围:左侧颈部和锁骨上、左侧锁骨下、左侧腋窝、纵隔。采用 DIBH 技术。

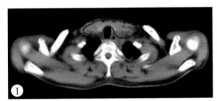 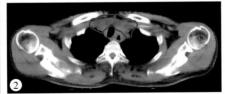 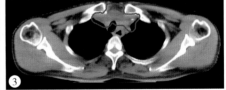

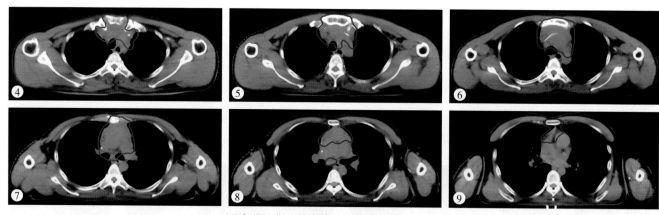

CTV（蓝色线）：化疗前大体肿瘤位置及淋巴引流区域。

非霍奇金淋巴瘤

【放疗适应证】

非霍奇金淋巴瘤的治疗原则选择,应考虑病理类型(WHO/REAL)、临床分期(Ann Arbor 分期)、预后和原发部位等因素。放疗在各期各型非霍奇金淋巴瘤中均能发挥作用,具体适应证见下文。

- **常见非霍奇金淋巴瘤放疗适应证**

淋巴瘤亚型	指征	治疗原则
弥漫大 B 细胞淋巴瘤,非特指	Ⅰ~Ⅱ期	R-CHOP × 3+ISRT 或 R-CHOP × 6+ISRT
	Ⅲ~Ⅳ期	对化疗后残存,或者化疗前大肿块及结外受侵部位行 ISRT; 化疗 CR 后推荐放疗剂量 30~36Gy/2Gy/15~18f; 化疗 PR 或 SD 后剂量为 30~40Gy/2Gy/15~20f; 化疗后进展行挽救放疗时剂量 40~50/2Gy/20~25f
结外 NK/T 细胞淋巴瘤鼻型	Ⅰ期无预后不良因素[a]	单纯放疗,受累部位放疗 ISRT 50Gy/2Gy/25f,残存灶补量 5~10Gy
	Ⅰ期有预后不良因素或Ⅱ期	放疗联合非多柔比星方案的综合治疗; ISRT 50Gy/2Gy/25f,残存灶补量 5~10Gy

（续）

淋巴瘤亚型	指征	治疗原则
外周 T 细胞淋巴瘤	*ALK* 阳性的 ALCL，Ⅰ～Ⅱ期	化疗 ×3+ 放疗或化疗 ×6+ 放疗，ISRT 40Gy/2Gy/20f，可根据具体情况残留部位补量照射
	PTCL，*NOS/ALK* 阴性的 ALCL/AITL/EATL，Ⅰ～Ⅳ期	化疗 ×6+ 放疗，ISRT 40~50Gy/2Gy/20~25f
	结外黏膜相关淋巴组织淋巴瘤	ISRT 24~30Gy/2Gy/12~15f
	Ⅰ～Ⅱ期非大肿块	24Gy/12f 或姑息性放疗剂量 4Gy/2Gy/2f
	Ⅲ～Ⅳ期	24Gy/12f 或姑息性放疗剂量 4Gy/2Gy/2f
滤泡性淋巴瘤	Ⅰ～Ⅱ期非大肿块	ISRT 24~30Gy/2Gy/12~15f
	Ⅲ～Ⅳ期	姑息性放疗剂量 4Gy/2Gy/2f
	CLL/SLL：Ⅰ期	ISRT 24~30Gy/2Gy/12~15f；姑息性放疗剂量 4Gy/2Gy/2f
	MCL：Ⅰ～Ⅱ期，非大肿块	化疗后放疗或单纯放疗，ISRT 24~30Gy/2Gy/12~15f
原发性皮肤 B 细胞淋巴瘤	边缘带或滤泡型，单发或局限于区域	局部放疗，ISRT 24~30Gy/2Gy/12~15f
	大 B 细胞，腿型，单发或局限于区域	R-CHOP+ 放疗或单纯放疗，40Gy/2Gy/20f

淋巴瘤亚型	指征	治疗原则
蕈样肉芽肿	局限的斑块或瘤块	局部放疗或全身电子线照射,24~30Gy/2Gy/12~15f 局部肿块可进一步推量

注:a. 早期预后不良因素包括年龄 >60 岁、LDH 增高、ECOG 评分 ≥ 2 分、原发肿瘤侵犯(PTI) 和 Ⅱ 期; ISRT. 受累部位照射; ALCL. 间变性大细胞淋巴瘤; PTCL. 外周 T 细胞淋巴瘤; AITL. 血管免疫母细胞性 T 细胞淋巴瘤; EATL. 肠病相关性 T 细胞淋巴瘤; CLL. 慢性淋巴细胞白血病; SLL. 小淋巴细胞淋巴瘤; MCL. 套细胞淋巴瘤。

• 结外 NK/T 细胞淋巴瘤鼻型的风险分层治疗

分期和预后分组	NRI 风险因素	NRI 风险分层	治疗原则
Ⅰ 期(预后良好组)	0	早期低危	放疗 ± 全身治疗 / 化疗
Ⅰ~Ⅱ 期	1	早期中低危	放疗 + 门冬酰胺酶方案化疗或短疗
(预后不良组)	2	早期中高危	程(≤ 3)门冬酰胺酶方案化疗 + 放疗或非蒽环类同步放化疗 ± 化疗
(早期中高危组)	≥ 3	早期高危	

(续)

分期和预后分组	NRI 风险因素	NRI 风险分层	治疗原则
Ⅲ~Ⅳ期	3	晚期高危	临床研究或门冬酰胺酶方案化疗 ± 放疗
(晚期高危组)	≥ 4	晚期极高危	

注：NRI.>60 岁、ECOG ≥ 2、LDH 增高、Ⅱ、Ⅲ~Ⅳ期、PTI; ES-NRI.>60 岁、ECOG ≥ 2、LDH 增高、Ⅱ期、PTI。

【放疗定位】

定位原则：必须对患者身体合适地固定后才能进行 CT 模拟定位。病变位于头颈部的患者，应使用定制的热塑面模。对感兴趣区连续扫描的扫描层厚不得大于 5mm。对于受呼吸运动影响较大的肿瘤部位，鼓励使用 4D-CT 和深吸气屏气技术。

- **头颈部结外 NK/T 细胞淋巴瘤鼻型（鼻腔或韦氏环原发）**

1. 定位前准备：口腔处理；长发患者将头发剪短；制作口含器（鼻腔照射时），舌尖抵至牙齿后方，避免舌根后坠；皮肤受侵时皮肤表面加补偿膜。

2. 定位装置：头颈肩架、头颈肩面罩，可使用发泡胶制作个体化头枕，配合头颈肩面罩固定。

3. 体位：仰卧位，双手置于身体两侧，头先进。

4. 定位中心点选取：肿瘤中心位置附近。

5. CT/PET-CT 扫描参数：增强，层厚 3mm；PET-CT 融合，层厚 3.75mm；可考虑做 MRI 定位，以提高软组织分辨率。

6. 扫描范围：颅顶—气管隆嵴。

- **眼附属器 MALT 淋巴瘤**

1. 定位前准备：长发患者将头发剪短。

2. 定位装置：头颈肩架、头颈肩膜。

3. 体位：双手置于身体两侧，头先进。

4. 定位中心点选取：双眼。

5. CT 扫描参数：层厚 2mm。

6. 扫描范围：上至颅顶，下至颌下或锁骨上。

- **胃淋巴瘤**

1. 定位前准备：定位前空腹 4~6 小时。

2. 定位装置：胸腹平架 + 体部固定膜固定 +4D-CT；泡沫垫 + 深吸气屏气（DIBH）呼吸门控技术（推荐）。

3. 体位：双手交叉抱肘置于额前或发泡胶上，头先进。

4. 定位中心点选取：胃。

5. CT 扫描参数：吸气屏气时增强扫描（或 4D 增强不做呼吸控制）层厚 5mm。

6. 扫描范围：隆突至 L_5 椎体。

【放疗靶区勾画】

● 射野分类和定义

1. 累及部位照射(involved-site radiotherapy, ISRT)

无法获取化疗前治疗体位下的 PET 影像时,可以通过适度增大射野来涵盖治疗中的不确定性因素。参考化疗前后的影像学信息,勾画出化疗前肿瘤位置,并外放一定边界对不确定性予以补偿。

ISRT 结内病变:ISRT 的靶区主要目的是包括初诊时累及的淋巴结。射野包全化疗前或手术前最初的所有受累区域,但排除邻近的正常组织,比如肺、骨、肌肉、肾脏等。化疗前或活检前大体肿瘤体积(gross-tumor volume, GTV)是勾画临床靶区(clinical target volume, CTV)的基础。出于对存在疑问的亚临床病灶和对原始肿瘤显像准确性的考虑,可以在设置 CTV 时,基于临床判断适当扩充边界。对于惰性非霍奇金淋巴瘤,采用单纯放疗时,倾向采用扩大照射野。例如,滤泡性淋巴瘤的射野应该较同样受累时的弥漫大 B 细胞淋巴瘤化疗后的射野更大。照射时在 CTV 基础上充分考虑器官运动形成的内靶区(internal target volume, ITV),之后形成计划靶区(planning target volume, PTV)。

ISRT 结外病变:结外病变的射野原则与结内病变类似。在某些结外器官原发病变中,CTV 需要包括整个器官,如眼、乳腺、胃、唾液腺和甲状腺。在其他结外器官中,如肺、骨和皮肤等,可考虑部分器官照射。多数情况下,无须进行未受累淋巴结的预防照射。

2. 累及淋巴结照射(involved-node radiotherapy, INRT)

化疗前充分对肿瘤进行评估,在放射治疗体位下行 PET-CT 检查,并融合至化疗后放疗的定位 CT 中,准确照射所有化疗前大体肿瘤位置,即为 INRT,而临床中很难做到 INRT,通常使用 ISRT。射野范围是化疗前大体肿瘤体积;必须有化疗前精确的治疗体位下的 PET-CT 评估。

- **结外 NK/T 细胞淋巴瘤鼻型的靶区勾画**

命名原则		勾画范围
PrechemoGTV/ PostchemoGTV; GTVnd		影像、内镜、体检发现的淋巴瘤侵犯范围都应当在定位图像上勾画出来
鼻腔 原发	CTV-原发肿瘤	GTV 外至少 5mm 安全界,包全高危区域;全部鼻腔,同侧上颌窦内侧壁,前组筛窦,硬腭,后鼻孔和鼻中隔;存在下列情况时,CTV 进一步扩大: 当肿瘤邻近或侵犯后鼻孔及侵犯鼻咽时:同层面的全部鼻咽; 当前组筛窦受累时:后组筛窦; 当上颌窦明确受累时:同侧整个上颌窦; 当累及局部皮肤时:加 0.5~1cm 补偿; 当眼眶受累时:包全(化疗/手术前)眶内肿瘤并给予 3mm 安全界; 未受侵的眶内结构建议不进行照射
	CTV-淋巴结	无淋巴结受累时:不进行颈部淋巴结预防照射; 但当初始引流淋巴结如咽后淋巴结邻近原发灶并可疑受累时应予以照射; 咽后淋巴结受累时:咽后及颈部 II 区淋巴引流区; 颈部淋巴结受累时:双侧颈部淋巴结

非霍奇金淋巴瘤

	命名原则	勾画范围
鼻腔以外上呼吸消化道	CTV-原发肿瘤	(化疗/手术前)GTV外至少5mm安全边界; 原发肿瘤位于韦氏环时:整个韦氏环(鼻咽,扁桃体,舌根,口咽),后鼻孔及邻近受侵器官组织; 原发肿瘤位于口腔,喉和下咽:整个组织结构,邻近受累软组织及至少2cm的安全边界
	CTV-淋巴结	无淋巴结受累时:应考虑(上颈)颈部淋巴结预防照射; 当颈部淋巴结受累时:双侧颈部淋巴结
	PTV	PTV在CTV基础上外扩0.3~0.5cm;脊髓和脑干PRV在前后左右方向外扩0.5cm

眼附属器 MALT 淋巴瘤靶区勾画细则

	命名原则	勾画范围	PTV 及 PRV 外扩原则
结膜病变	CTV	全结膜腔	PTV为CTV外扩3mm;也可考虑使用简单定位标记的PTV边界给量
	PTV		CTV外扩0.3~0.5cm
结膜外病变	CTV	骨性眼眶内容物及眶外病灶	
	PTV		PTV为CTV外扩3mm

胃淋巴瘤靶区勾画细则

命名原则	勾画范围	PTV 及 PRV 外扩原则
Stomach	影像学上可见全胃	
GTVnd	影像学可见化疗前淋巴结区	
ITV（4D 扫描时）	边界 4D-CT 各呼吸相的胃	ITV 外扩 0.7~1cm
CTV	全胃 +GTVnd	
PTV		CTV 三维外扩 0.7~1cm

【危及器官勾画】

参考头胸腹其他实体肿瘤正常组织勾画。

【靶区勾画示例】

- **结外 NK/T 细胞淋巴瘤鼻型放疗**

诊断：结外 NK/T 细胞淋巴瘤鼻型，局限于左侧鼻腔，Ⅰ E 期。拟行根治性放疗。具体靶区勾画如下。

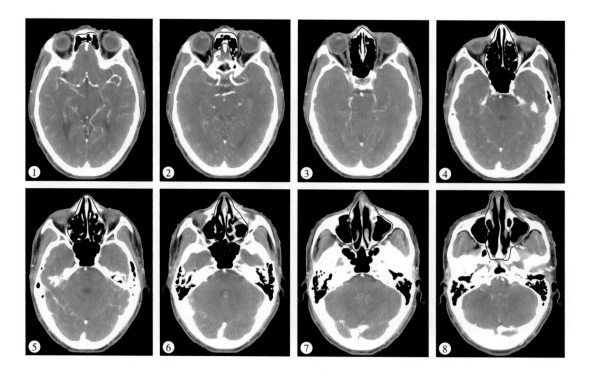

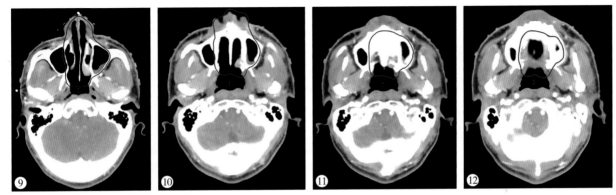

CTV：蓝色，肿瘤三维外扩 0.5cm，并包括双侧鼻腔，同侧上颌内侧壁，前组筛窦，硬腭，后鼻孔。

［参考 2021 年国际淋巴瘤放射治疗协作组（ILROG 指南）］

● 胃黏膜相关淋巴组织淋巴瘤放疗

56 岁女性，诊断：胃黏膜相关淋巴组织淋巴瘤，HP（-），抗 HP 感染后 SD，ⅠE 期。拟行根治性放疗。具体靶区勾画如下。

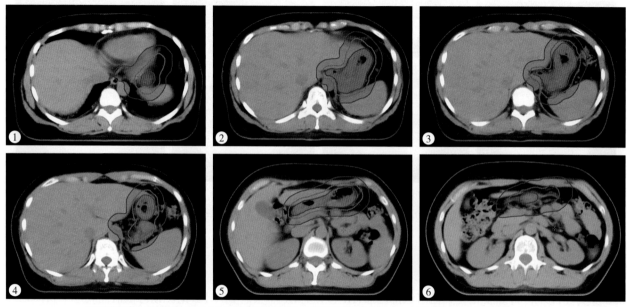

GTV（红色）为全胃；ITV（玫红色）为考虑运动情况下的全胃；CTV（蓝色）为 ITV 外扩 1.5cm。

【放疗适应证】

● **术前放疗指征**

1. 不可手术切除。

2. 切除后严重影响功能。

3. 预计肿瘤位置导致保肢手术切除的手术安全范围不够。

4. 法国癌症中心肉瘤组联合会（FNCLCC 分级）G_2-G_3。

5. 肿瘤最大径 >5cm。

● **术后放疗指征**

1. 接受计划性手术，病理结果出现不良预后因素，如手术切缘阳性或未达安全边界，侵犯周围血管、神经，病理为高级别，肿瘤最大径 >5cm。

2. 接受非计划性切除者，评估是否有进一步肿瘤扩大切除的机会。如有，且局部复发风险高者需联合放疗，更推荐术前放疗。如无进一步肿瘤扩大切除机会，则推荐直接行术后放疗。

3. 对于原发的、局限性的肢体和躯干的软组织肉瘤患者，需要手术和放疗时，在某些特定情况下（如无法控制的疼痛或出血、蕈样瘤,或当伤口愈合的风险超过晚期毒副反应时,建议先进行手术切除肿瘤,然后行术后放疗。

【放疗定位】

- **定位前准备**

参照不同的肿瘤部位,无固定建议。

- **体位及固定方式**

1. 推荐个体化定位方式,尽量采取自然体位。可考虑使用体膜、真空垫、发泡胶等以提高患者的舒适度及可重复性,特别注意避免肢体旋转不一致。

2. 注意避开重要器官(如脑部、乳腺、睾丸、健侧肢体等)。下肢病变位于大腿近端的男性患者,定位时应将睾丸推向健侧固定,使用铅罩保护。睾丸区域附近接受照射的男性患者,如有生育需求,建议放疗前冻存精子。

3. 术后放疗者应用铅丝标记手术瘢痕、引流口、穿刺位点及皮肤受侵的部位。

4. 不推荐常规使用组织补偿物(bolus),除非术后放疗 CTV 包括皮肤或皮下组织。

5. 上肢病变:通常采取仰卧位,手臂外展呈旋后或旋前位。位于手部的肿瘤也可采取俯卧位"游泳式",患者手臂伸向头部上方。手指照射建议手指分开,必要时表面垫 bolus 以提高表面剂量。

6. 下肢病变:通常采取仰卧位,患侧腿自然伸直,而健侧腿外展分开。脚先进,注意 CT 图像上左右位置。如果病灶位于大腿近端(特别是股内侧),健侧腿可呈蛙状腿状。小腿肿瘤可采用丁字鞋固定,对侧下肢可抬高或屈曲。患肢尽量靠近治疗床中间,抬起健侧肢体时注意高度限制,不影响机架旋转。

- **扫描方式及范围**

CT 平扫 + 增强(除非有明确禁忌证的患者可选择 CT 平扫)、层厚 5mm。

范围：手术切口上下至少 5cm 距离。

- **影像融合要求**

推荐同时行同体位的 MRI 定位(有条件的放疗中心)，将定位 MRI 与定位 CT 图像融合，参照 MRI 图像在 CT 图像上勾画靶区。定位 MRI 序列应该包含 T_1WI 增强序列、T_1WI 平扫序列、T_2WI(FLAIR 序列、抑脂序列)等，推荐使用钆增强。

【术前放疗靶区勾画】

靶区定义如下。对于接受术前放疗的原发性、局限性肢体和浅表躯干软组织肉瘤者，建议邻近解剖结构约束 CTV。

标准命名	解释	勾画建议
GTV	大体肿瘤	包含 MRI(T_1WI 增强序列)/CT 上显示的大体肿瘤。 (注：非计划性切除术后，拟行根治性切除术的术前放疗，GTV 需包括影像残存的病灶及手术区域的组织/筋膜)
CTV	亚临床病灶	GTV 环周外扩 1.5cm 和头脚方向外扩 3~4cm，建议根据解剖屏障适当收回(即不需要延伸至骨内或超出筋膜)。包全 MRI T_2WI 序列显示的瘤周水肿区，包括活检窦道。皮肤有受侵时需包至皮肤，并增加相应厚度的 bolus。不推荐淋巴引流区照射

(续)

标准命名	解释	勾画建议
PTV	计划靶区	CTV 三维外扩 0.5~1.0cm。依据图像引导的频率及各单位的摆位误差决定。若皮肤未受侵,且不影响 CTV 覆盖,外科手术计划切除上覆的皮肤和皮下组织时,PTV 可收至皮下 5mm

【 软组织肉瘤术后放疗靶区定义 】

标准命名	解释	勾画建议
GTVtb	瘤床区	术前 MRI T_1WI 增强序列显示的肿瘤范围及术后改变,推荐将术前影像与定位影像进行融合,并参考钛夹评估术前肿瘤范围
CTV1	亚临床病灶	GTVtb 环周外扩 1.5cm 和头脚方向外扩 3~4cm,建议根据解剖结构适当收回(即不需要延伸至骨内或超出筋膜)。包全术野、手术瘢痕和引流口外 1cm
CTV2	加量区	GTVtb 环周外扩 1.5cm 和头脚方向外扩 2cm,无须刻意包全瘢痕和引流口
PTV	计划靶区	CTV1 三维外扩 0.5~1.0cm,在保证 GTVtb 可全部包括在 CTV 内的前提下收至皮下 5mm
PTVboost	计划加量区	CTV2 三维外扩 0.5~1.0cm,在保证 GTVtb 可全部包括在 CTV 内的前提下收至皮下 5mm

【危及器官勾画】

应注意躯干的皮肤及软组织、关节、骨干、承重骨等部位的保护,建议勾画危及器官(OARs),基本原则需要考虑以下内容。

(一)不要照射肢体的全周径,应保护一条正常组织(至少 2~3cm 条形区,位于靶区对侧)不受照射,以利于淋巴回流。

(二)承重骨至少要保护横切面的一半,勾画至 PTV 上下 2cm 层面。

(三)避免全关节腔照射。

(四)避免照射大肌腱。

【放疗的剂量和分割】

(一)推荐使用正常组织保护更好的技术:调强放射治疗(IMRT)、容积旋转调强放疗(VMAT)。

(二)术前放射治疗:50Gy/2Gy/25f,手术与放疗相隔至少为 3~6 周。

Ⅲ期高级别肿瘤可考虑行以阿霉素为基础的同步放化疗,但需警惕毒副反应。

术前放疗后,术后切缘阳性患者,可考虑加量或观察,外照射加量剂量推荐如下。

R1 切除:14~18Gy。

R2 切除:20~26Gy。

术中放疗加量模式:

R1 切除：10~12.5Gy。

R2 切除：15Gy。

（三）术后放射治疗：50Gy/2Gy/25f 或 50.4Gy/1.8Gy/28f，加量剂量推荐如下。

R0 切除：10~16Gy。

R1 切除：16~18Gy。

R2 切除：20~26Gy。

术中放疗：10~16Gy。

如果伤口愈合充分，建议放疗在手术后 6 周内开始。

（四）姑息放疗剂量：50~60Gy/2Gy/25~30f，或 30Gy/5Gy/6f。

（五）危及器官剂量限制

术前放疗危及器官剂量限制

部位	剂量参数	目标
骨 / 关节（PTV 上下 5 层）	V_{40}	40%
	D_{max}	55Gy
	D_{mean}	28Gy

部位	剂量参数	目标
股 / 肱骨头、颈	V_{40}	40%
	D_{max}	55Gy
	V_{50}	5%
肢体靶区对侧的正常软组织（引流条，纵向，PTV 最好不超过肢体围长的 66%~75%）		V_{20} 尽量低
会阴	V_{30}	50%
膀胱	V_{50}	50%
直肠	V_{50}	50%
	D_{max}	62Gy
患侧肺	V_{20}	30%
肝	V_{30}	30%
	D_{mean}	20Gy

（续）

部位	剂量参数	目标
肾	V_{10}	50%
	V_{20}	20%
脊髓	D_{max}	45Gy

术后放疗危及器官剂量限制

部位	剂量参数	目标
骨 / 关节（PTV 上下 5 层）	V_{40}	60%
	D_{max}	65Gy
	D_{mean}	35Gy
股 / 肱骨头、颈	V_{40}	60%
	D_{max}	65Gy
	D_{mean}	35Gy

部位	剂量参数	目标
肢体靶区对侧的正常软组织（引流条，纵向，PTV 最好不超过肢体围长的 66%~75%）	V_{20}	10%
臂丛	D_{max}	65Gy
会阴	V_{30}	50%
膀胱	V_{50}	50%
直肠	V_{50}	50%
	D_{max}	62Gy
患侧肺	V_{20}	30%
肝	V_{30}	30%
	D_{mean}	20Gy
肾	V_{20}	20%
	V_{10}	50%
脊髓	D_{max}	45Gy

【靶区勾画示例】

● **软组织肉瘤术前放疗**

38 岁男性,诊断:右大腿多形性高级别肉瘤,$T_3N_0M_0$,FNCLCC G3,ⅢB 期(AJCC 第八版),拟行术前放疗。将定位 CT 和定位 MRI 融合配准进行靶区勾画。

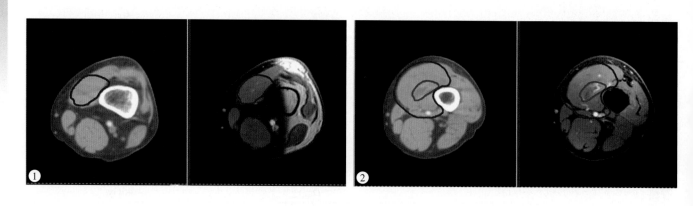

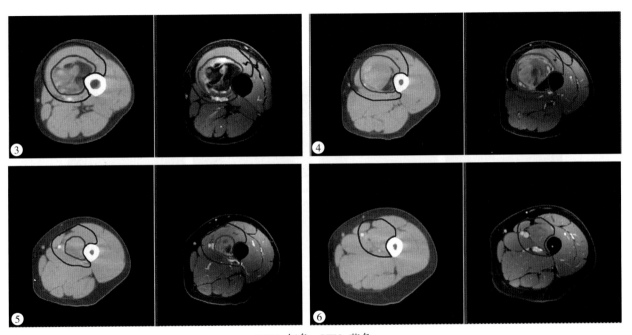

GTV：红色；CTV：蓝色。

● **软组织肉瘤术后放疗**

64 岁女性,诊断:右肘部高级别未分化肉瘤,根治术后,$pT_{1a}N_0M_0$,FNCLCC G3, ⅡA 期(AJCC 第八版),拟行术后放疗。

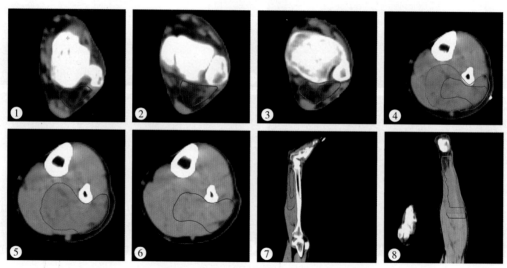

GTVtb:红色; CTV1:蓝色; CTV2:酒红色。

脑转移瘤

【放疗适应证】

- **脑转移局部治疗时机**
1. 有全身治疗指征及脑局部治疗指征者,对有脑转移症状者,推荐先行局部治疗(强烈推荐,高质量证据)。
2. 对于无脑转移症状者,建议行多学科诊疗进行决策(强烈推荐,高质量证据)。
- **脑转移瘤立体定向放射治疗(SRS)**
1. ECOG 0~2 分,脑转移灶 1~4 个且单个转移灶最大径 ≤ 4cm,推荐 SRS 放射治疗(强烈推荐,高质量证据)。
2. ECOG 0~2 分,4~10 个脑转移灶且累积肿瘤体积 <15ml,推荐 SRS 放射治疗(有条件推荐,低质量证据)。
3. ECOG 0~2 分但肿瘤直径 >4cm 的脑转移患者,有条件者推荐手术,如不可手术或患者拒绝手术,可行 SRS。不建议对肿瘤直径 >6cm 的患者进行 SRS(有条件推荐,低质量证据)。

- **脑转移瘤术后放疗**

1. 对手术完整或不完整切除的脑转移瘤,术后推荐 SRS 或全脑放疗以提高局部控制(强烈推荐,高质量证据)。

2. 对于手术切除的脑寡转移瘤患者,术后推荐 SRS(强烈推荐,高质量证据)。

3. 计划行手术切除的脑转移瘤,有条件的患者可行术前 SRS,作为术后 SRS 的替代手段(有条件推荐,低质量证据)。

- **全脑放疗(WBRT)**

1. 对于预后好,不适合手术或 SRS 的患者,可以给予 WBRT(强烈推荐,高质量证据)。

2. 对于预后好,给予 WBRT 的患者,推荐海马保护(强烈推荐,高质量证据)。

3. 对于预后好,给予 WBRT 或海马保护的全脑放疗,推荐给予美金刚(强烈推荐,低质量证据)。

4. 对于预后好,脑寡转移患者,不推荐 SRS 基础上加 WBRT(强烈推荐,高质量证据)。

5. 对于预后不良脑转移患者,建议及早姑息治疗以进行症状管理和最佳支持治疗(强烈推荐,中等质量证据)。

【放疗定位】

- **定位前准备**

1. 评估患者全身状况,进行 ECOG 和 KPS 评分。

2. 了解颅内转移灶位置、个数、大小。

3. 了解有无 CT 对比剂过敏,签署增强 CT 知情同意书。

- **体位及固定方式**

常规体位：仰卧位，头颈肩 + 发泡胶 / 头枕 + 热塑膜固定。

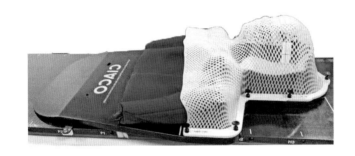

- **扫描方式及范围**

CT 平扫 ± 增强、层厚 1~3mm。

范围：颅顶—隆突。

- **影像融合要求**

融合治疗位 MRI（T_2WI，T_1WI 增强 /T_1-BRAVO，DWI）。

【放疗靶区勾画】

• SRS/WBRT 靶区定义

标准命名	解释	勾画建议
GTV	大体肿瘤	CT 与 MR（T_1 增强 /T_1-BRAVO）融合勾画肿瘤病灶 GTV
PGTV	计划靶区	GTV 三维外扩 0.3cm
CTV	全脑	骨窗下勾画颅骨内全脑组织,下界至枕骨大孔
PTV	计划靶区	PTV=CTV+（0.3~0.5）cm
OAR	邻近危及器官	如眼球、晶体、视神经、视交叉、垂体、内耳、颞颌关节、脑干、海马;逐层勾画

注:参考 2021 年 RTOG 勾画指南。

● 脑转移瘤术后残腔放疗靶区定义

标准命名	解释	勾画建议
CTV	术后残腔	CTV 应该包括整个对比增强的手术瘤床残腔,但不包括 MRI 所确定的水肿区域; CTV 应该包括术后 CT 或 MRI 图像中显示的整个手术路径; 如果术前脑转移瘤与硬脑膜接触,CTV 的边缘应该沿着术前脑转移瘤所处部位所覆盖的骨瓣向外扩展 5~10mm; 如果术前脑转移瘤没有与硬脑膜接触,CTV 的边缘应该沿着骨瓣扩展 1~5mm; 如果术前脑转移瘤与静脉窦接触,CTV 的边缘应该沿着静脉窦,包含 1~5mm 的静脉窦部分
PTV	计划靶区	PTV=CTV+(0.3~0.5)cm
OAR	邻近危及器官	同前

注:参考 2018 年《脑转移瘤全切除术后瘤床立体定向放射外科(SRS)治疗共识》。

【放疗的剂量和分割】

SRS/WBRT	适应证	推荐分割	推荐剂量	补充说明
SRS	脑转移灶,直径 <2cm	单次 SRS	20~24Gy/1f	可以给予多分次 SRS 如 27Gy/3f 或 30Gy/5f,如果邻近重要危及器官如脑干、视神经,可以降低剂量
	脑转移灶,直径 2~<3cm	单次 SRS	18Gy/1f	可以给予多分次 SRS 如 27Gy/3f 或 30Gy/5f,如果邻近重要危及器官如脑干、视神经,可以降低剂量
	脑转移灶,直径 3~<4cm	多分次 SRS	27Gy/3f 或 30Gy/5f	如果选择单次 SRS,可以给予 15Gy/1f;如果有肿瘤占位效应,MDT 评估手术;如果邻近重要危及器官如脑干、视神经,可以降低剂量
	脑转移灶,直径 ≥ 4cm	多分次 SRS	27Gy/3f 或 30Gy/5f	考虑证据有限,如果脑转移直径 >6cm,不推荐 SRS;如果有肿瘤直径 >4cm 和 / 或占位效应症状,可以给予手术

SRS/WBRT	适应证	推荐分割	推荐剂量	补充说明
脑转移术后或计划切除	术后残腔体积 <4.2cc	单次 SRS	20Gy	RTOG90-05 研究:单次 SRS 的最大耐受剂量在肿瘤最大径 ≤ 2cm、2.1~3cm 和 3.1~4cm 时分别为 24Gy、18Gy 和 15Gy; 对单次 SRS,建议全脑(正常脑组织 + 靶区体积) V_{12} ≤ 10cc;如果全脑(正常脑组织 + 靶区体积) V_{12}>10cc,考虑给予多分次 SRS; 中国指南推荐:对大体积病灶(直径 >3cm),推荐行多分次 SRS,剂量分割:52.5~60Gy/3.5~4Gy
	术后残腔体积 4.2~<8.0cc	单次 SRS	18Gy	
	术后残腔体积 8.0~<14.4cc	单次 SRS	17Gy	
	术后残腔体积 14.4~<20cc	单次 SRS	15Gy	
	术后残腔体积 20~<30cc	单次 SRS	14Gy	
	术后残腔体积 ≥ 30cc,最大径 <5cm	单次 SRS	12Gy	

（续）

SRS/WBRT	适应证	推荐分割	推荐剂量	补充说明
全脑放疗	不适合手术或 SRS	全脑放疗	30Gy/10f	如果脑转移瘤邻近海马或位于软脑膜,不推荐海马保护,可以应用同步推量调强放疗(SIB)对脑转移瘤进行加量照射或序贯 SRS; 为了最大限度颅内控制和 / 或无法进行密切的影像学监测但需实现挽救治疗时,可以在 SRS 基础上加全脑放疗,如果给予全脑放疗,可以给予 30Gy/10f; 对预后不良的脑转移患者,如果选择全脑放疗,推荐 20Gy/5f

注:参考 2022 版《脑转移的放射治疗:ASTRO 临床实践指南》和《肺癌脑转移中国治疗指南(2021 年版)》。

【脑转移放疗危及器官限量】

结构	剂量学参数	1分次		3分次		5分次		10分次(全脑)
		最佳限制	最低限制	最佳限制	最低限制	最佳限制	最低限制	剂量限制
脑实质(包括靶区)	V_{12}	10~15cc						
	D_{20cc}			20Gy		24Gy		
脑干(不含延髓)	$D_{0.035cc}$	10Gy	15Gy	18Gy	23.1Gy	230Gy	31Gy	$V_{32}<5cc$ $D_{max}<38Gy$
耳蜗	D_{mean}	4Gy		17.1Gy		25Gy		$V_{25}<0.5cc$ $D_{max}<27Gy$
晶体	$D_{0.035cc}$	1.5Gy						$D_{max}<7Gy$
视路	$D_{0.035cc}$	8Gy	10Gy	15Gy	20Gy	22.5Gy	25Gy	$V_{30.6}<0.5cc$ $D_{max}<33.1Gy$

注:参考 2022 版《立体定向放疗正常组织限量英国专家共识》、2021 版 Timmerman 危及器官限量表。

【靶区勾画示例】

● 脑转移瘤术后多分次 SRS

66 岁女性,诊断:右肺腺癌伴脑转移,$cT_2N_1M_1$,Ⅳ期。MRI 图像。

靶区范围:定义 CTV 包括术后瘤腔、手术路径,此外因术前脑转移瘤与硬脑膜接触,定义 PTV 为 CTV 三维外扩 0.3cm。

处方剂量:考虑靶区 + 正常脑组织 $V_{12}>10cc$,因此予多分次治疗,处方剂量:95% PTV 50Gy/5Gy/10f。

MRI 图像

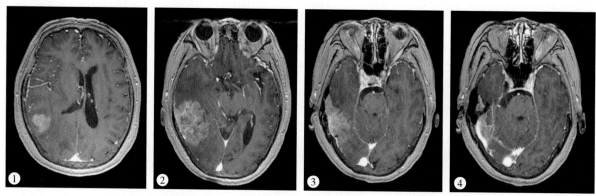

右侧颞叶病灶,大小 6.5cm × 3.8cm,肿瘤紧邻脑膜,累及硬脑膜可能。

靶区勾画图例

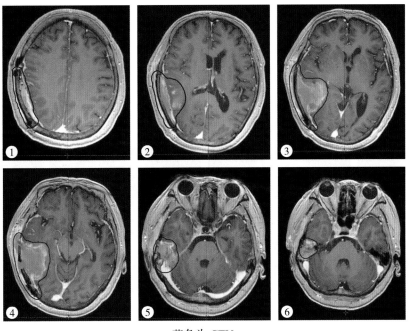

蓝色为 CTV。

勾画要点：CTV 需要包括术后瘤床、手术路径，此外，该患者病灶紧邻脑膜，因此，CTV 还应包括沿术前脑转移瘤所处部位所覆盖的骨瓣向外扩展 5mm 的范围。

● 脑转移全脑放疗

53 岁男性，诊断：右肺腺癌伴多发脑转移，Ⅳ 期。*EGFR*、*ALK* 阴性。拟行全脑姑息放疗。

靶区范围：CTV 为全脑，PTV 为 CTV 三维外扩 3mm。

处方剂量：95% PTV 30Gy/3Gy/10f。

靶区勾画图例

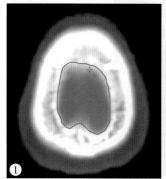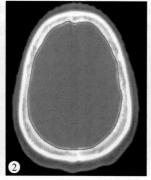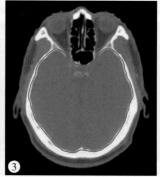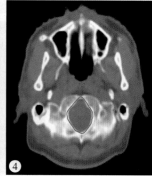

蓝色为 CTV，图 4 所示为枕骨大孔层面。

勾画要点：CTV需要勾画全脑，包括垂体等结构在内，下界需要勾画至枕骨大孔。

- **脑转移瘤SRS放疗**

67岁男性，诊断：右肺鳞癌综合治疗后，单发脑转移。$cT_3N_2M_0$，ⅢB期→Ⅳ期；拟行脑机器人放射外科手术系统放疗。

靶区范围：GTV为右顶叶脑转移灶，PGTV为GTV三维外扩1mm。

处方剂量：机器人放射外科手术系统，95% PGTV 27Gy/9Gy/3f。

靶区勾画图例。

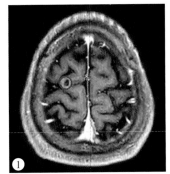 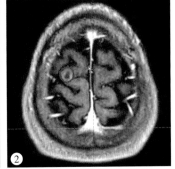

红色为GTV。

439

肝转移瘤

【立体定向放疗适应证】

扫码听讲解

1. 肝转移灶个数 ≤ 5 个,单个病灶直径 ≤ 5cm。

2. ECOG 评分 ≤ 2 分或 KPS 评分 ≥ 70 分。

3. 血浆转氨酶水平 <3 倍正常值、合并肝炎者 <1.5 倍正常值,凝血功能正常,Child-Pugh 分级 A 或 B,残余肝体积 >1 000ml 或正常肝体积的 1/3。

4. 原发灶及肝外转移灶稳定。

5. 预计生存期 ≥ 6 个月。

【放疗定位】

- **体位及固定方式**

1. 仰卧位,注意保证舒适度及重复性。

2. 可采用真空垫、体部固定膜或自定义固定方式。

- **运动管理**

推荐进行运动管理,可选择 4D 定位 CT、深吸气屏气、呼吸门控、追踪及腹部加压等技术(若无法进行运动管理,则需外扩更大范围),患者需接受运动管理训练。

1. 4D 定位 CT 可获取肿瘤在呼吸过程中的平均位置、运动轨迹、与周围器官的关系,定位后通过对应的 1 个呼吸周期内多套影像,可确定内靶区范围。

2. 深吸气屏气可最大程度地保持深吸气后的屏气状态,显著减少呼吸运动带来的肿瘤位移及内部其他器官移动,保护周围正常组织。单次深吸气屏气时长建议超过锥形束计算机断层影像(CBCT)验证所需最短时长,以保证治疗准确。

3. 呼吸门控即呼吸运动可通过外部呼吸信号或者植入内部金标进行监测。当肿瘤运动幅度较小时,推荐"门"选择在吸气末或肺体积最大时。

4. 腹部加压:呼吸动度 >1cm 或呼吸不规律者可采用,以减少呼吸运动导致的肿瘤位移。

扫码听讲解

- **扫描方式及范围**

1. CT 增强(除非有明确禁忌证),扫描层厚 ≤ 3mm。识别肿瘤推荐采用动脉相 ± 静脉相。

2. 范围:增强相建议包全整个肝脏、下肺及邻近器官,推荐上界至隆突,下界达 L_2 椎体。

3. 有条件者,建议增加 MRI 定位,推荐平扫 + 增强,若存在 MRI 增强禁忌,推荐 T_1 加权像。

- **影像融合要求**

用于制定放疗计划的影像信息应在相同治疗体位下,使用相同固定装置获取,推荐增加 MRI 定位,并将定位 CT 与定位 MRI 图像融合。

【立体定向放疗靶区勾画】

目前肝转移癌定义尚未统一,本勾画手册参考结合 NRG protocol 肝癌 SBRT 和中国医学科学院肿瘤医院肝转移瘤勾画方法制定而成。

标准命名	定义	勾画建议
GTVp(1,2,3…)	大体肿瘤 N=1(最显著病灶) N>1(后续病灶)	在增强 CT 或 MRI 上可见的实性病灶
ITVp(1,2,3…)	大体肿瘤的内靶区,主要由运动引起 N=1(最显著病灶) N>1(后续病灶)	GTVp 基础上外扩因器官运动而导致的靶区变化边界
PTVp(1,2,3)	大体肿瘤的计划靶区 N=1(最显著病灶) N>1(后续病灶)	包括对应的 ITV 及由于摆位误差和射线传输不确定性导致的外扩范围,建议外扩 4~20mm(根据各中心定位方式、设备情况及患者配合度等自定义)

【危及器官勾画】

标准命名	定义	勾画建议
Normal Liver	肝脏	全肝减去 GTV
Esophagus	食管	PTV 上下 3cm 层面内或任何受照剂量 >5Gy 的食管
Stomach	胃	全胃
Stomach PRV	胃 PRV	Stomach 外扩 3mm
Duodenum	十二指肠	全十二指肠
Duodenum PRV	十二指肠 PRV	Duodenum 外扩 3mm
Small Bowel	小肠	肝下缘以下 3cm 并包全受照剂量 >5Gy 的区域
Small Bowel PRV	小肠 PRV	Small Bowel 外扩 3mm
Large Bowel	大肠	肝下缘以下 3cm 并包全受照剂量 >5Gy 的区域
Large Bowel PRV	大肠 PRV	Large Bowel 外扩 3mm

（续）

标准命名	定义	勾画建议
Common Bile Duct	胆总管	全胆总管
SpinalCord	脊髓	PTV 上下 3cm 层面内
SpinalCord PRV	脊髓 PRV	SpinalCord 外扩 5mm
Kidney_L/R	左 / 右肾	双肾
Inferior Vena Cava	下腔静脉	PTV 层面对应的下腔静脉并包全受照剂量 >10Gy 的区域内结构
Heart	心脏	PTV 层面对应的心脏并包全受照剂量 >5Gy 的区域

【放疗的剂量和分割】

目前肝转移瘤处方剂量及分割异质性较大,14~75Gy/1~10f 均有报道,理想的放疗分割需个体化考量,建议根据肿瘤部位、大小及邻近器官情况等决定处方剂量及剂量分割模式。

- **常用推荐剂量**

处方剂量 /Gy	单次剂量 /Gy	分次	备注
60	7.5	8	EQD2：87.5Gy，BED：105Gy
42~60	7~10	6	EQD2：59.5~80Gy，BED：71.4~96Gy
50	10	5	EQD2：83.3Gy，BED：100Gy Mean Liver-GTV ≤ 13Gy
40	8	5	EQD2：60Gy，BED：72Gy Mean Liver-GTV ≤ 15Gy
35	7	5	EQD2：49.5Gy，BED：59.5Gy Mean Liver-GTV ≤ 15.5Gy
36~54	12~18	3	EQD2：66~126Gy，BED：79.2~151.2Gy

注：$\alpha/\beta=10$。

- **危及器官限量**

结构名称	剂量学参数	3 分次		5 分次	
		目标 /Gy	可接受 /Gy	目标 /Gy	可接受 /Gy
Esophagus	$D_{0.5cc}$	17.7	25.2	30	34
Stomach	$D_{0.5cc}$	16.5	22.2	30	32
Stomach PRV	$D_{0.5cc}$	—	—	38	40
Duodenum	$D_{0.5cc}$	16.5	22.2	30	32
Duodenum PRV	$D_{0.5cc}$	—	—	38	40
Small Bowel	$D_{0.5cc}$	17.7	25.2	30	32
Small Bowel PRV	$D_{0.5cc}$	—	—	38	40
Large Bowel	$D_{0.5cc}$	24	28.2	32	34
Large Bowel PRV	$D_{0.5cc}$	—	—	38	40
SpinalCord_PRV	$D_{0.5cc}$	—	—	25	28
SpinalCord	$D_{0.35cc}$	18	21.9	23	28

结构名称	剂量学参数	3 分次		5 分次	
		目标 /Gy	可接受 /Gy	目标 /Gy	可接受 /Gy
Combined Kidneys	$V_{33\%}$	—	—	15	17
	D_{mean}	—	—	10	12
	D_{200cc}	—	16	—	—
	V_{10} 仅保留单侧肾功能时	—	—	10%	45%
Chest Wall	$D_{0.5cc}$	37		39	
Common Bile Duct	$D_{0.5cc}$	50	—	50	—
Liver-GTV	D_{700cc}	19.2		21	

【靶区勾画示例】

69 岁女性，诊断：肉瘤肝转移，病灶位于肝 S_8 段。

行腹部加压 +4D-CT 定位（有条件者建议植入金标）。

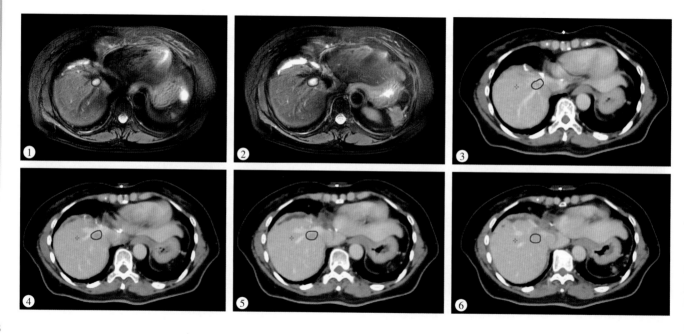

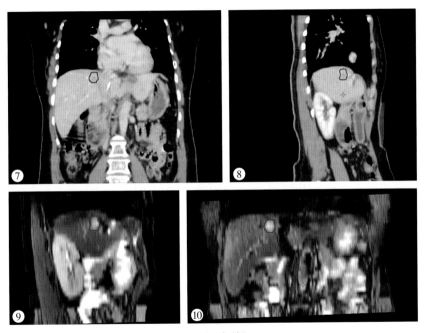

GTV(红色线)。

肺转移瘤

【立体定向放疗适应证】

同时或异时性寡转移患者(多指 1~5 个转移灶),易于从积极的局部治疗中获益。目前最佳治疗决策应由 MDT 团队会诊选择需要局部治疗的患者,确定恰当的治疗手段。

体部立体定向放射治疗(stereotactic body radiation therapy,SBRT)/ 立体消融放疗(stereotactic ablative radiotherapy,SABR)是治疗肺转移的重要手段,其目标是达到较好的局部控制而不产生严重的损伤。在 SBRT 之前,必须评估原发病灶的状态,一般在总体肿瘤控制良好的条件下进行。肺部寡病变 SBRT 的 1 年局部控制率约为 70%~95%。有回顾性研究比较手术和 SABR 治疗肺寡转移瘤,研究表明在局部控制率和生存方面两者相似,但仍需高质量证据验证。肺转移瘤 SBRT 研究涉及多个瘤种,其中最具代表性的是结直肠癌和肺癌(详见早期 NSCLC 的 SBRT)。

局部控制效果受转移无病间隔(DFI)—肺部病变的初始诊断和开始局部治疗之间的间隔、肿瘤体积、生物有效剂量(BED)、组织学类型等影响。

肺寡转移患者的基础肺病较原发肺癌者少,肺功能储备更好,通常认为 SBRT 的并发症更少,严重并发症多见于中央型病灶,3 级以上毒性反应不到 5%。

【放疗定位】

- **定位前准备**

1. 对于有条件的单位,可选 4D-CT 或呼吸门控技术。

2. 行射波刀治疗的患者,应行 CT 引导下穿刺金标植入以行肿瘤追踪,出现气胸的患者 1~2 周后复查气胸完全消失后再行定位。

3. 评估患者的呼吸、疼痛、是否咳嗽等状况,选择合适的固定装置或进行干预。

- **体位及固定方式**

常规体位:仰卧位,体架或真空袋 + 体膜固定。亦可采用腹压板或者呼吸门控技术。具体详见非小细胞肺癌定位章节。

- **扫描方式及范围**

1. CT 平扫 + 增强(周围型病变或者有明确禁忌证的患者可选择 CT 平扫)、层厚 ≤ 3mm;4D-CT 扫描评估呼吸运动,10 个呼吸时相重建,或采取深吸气屏气(DIBH)方法控制呼吸动度。

2. 范围:环甲膜至 L_2 下缘,应包括全部的肺组织。

【放疗靶区勾画】

肺转移瘤立体定向放疗靶区勾画

标准命名	解释	定义及勾画建议
GTV	转移瘤灶	CT 肺窗图像上勾画应包括原发灶周围短毛刺根部和胸膜侵犯区域(窗宽或窗位为 800~1 600Hu 或 −600~−750Hu);邻近纵隔的病变需要在 CT 纵隔窗图像勾画(窗宽或窗位为 350~400Hu 或 20~40Hu),结合对纵隔及周围器官的侵犯情况并修改靶区
ITV	内靶区	推荐在 4D-CT 各时相上分别勾画 GTV 然后叠加生成 ITV(有条件可考虑应用呼吸管理技术减小 ITV,包括呼吸门控、吸气屏气或腹部加压等方法)
PTV	计划靶区	ITV 外放 5mm(推荐各单位确定本单位体系下的误差,并进行调整)

【肺转移瘤危及器官勾画】

肺转移瘤危及器官勾画同 NSCLC 章节。

【放疗的剂量和分割】

SBRT 剂量的总体要求建议 BED>100Gy,2 周内完成,而对于结直肠癌肺转移有回顾性研究表明,接受 SBRT

治疗结直肠癌肺寡转移瘤的患者可以获得与手术相当的总生存率。既往研究结果认为结直肠癌肺转移相较于其他组织学类型 SBRT 控制略差,需更高的放疗剂量,BED10 需达 ≥ 100Gy 甚至 ≥ 132Gy,3~5f 可能获得更好的局部控制。

目前国际及国内尚无关于肺转移瘤 SBRT 剂量的推荐,我们可以通过类比不同位置早期肺癌 SBRT 剂量分割模式对肺转移瘤的剂量分割进行选择(对于中央型、超中央型和周围型的定义详见章节 2.1 早期 NSCLC 的 SBRT 剂量分割)。

欧洲放射肿瘤学会放射肿瘤学实践咨询委员会(ESTRO ACROP)指南提出的关于早期 NSCLC SBRT 治疗处方剂量如下。

肿瘤位置	PTV($D_{95\%}$~$D_{99\%}$)	BED10/Gy	PTV 内的最大剂量
外周型	3 × 15Gy	113	125%~150%
与胸壁关系密切的外周型	4 × 12Gy	106	125%~150%
中央型	8 × 7.5Gy	108	≤ 125%

《早期非小细胞肺癌立体定向放疗中国专家共识(2019 版)》提出的早期非小细胞肺癌立体定向放疗中国专家共识处方原则如下。

病变类型	分割次数	总剂量 /Gy	BED10/Gy
周围型,直径 <2cm,距胸壁 >1cm	1	25~34	87.5~149.6
周围型,距胸壁 >1cm	3	35~60	112.5~180.0
中央型或周围型,直径 <4~5cm,距胸壁 <1cm	4	48~50	105.6~112.5
中央型或周围型,距胸壁 <1cm	5	50~55	100.0~115.5
中央型	8~10	60~70	105.0~119.0
超中央型	8~12	50~60	90.0~120.0

【靶区勾画示例】

患者 2018 年 9 月发现结肠癌伴同时性肝转移,后行结肠手术及肝转移灶手术,术后行 XELOX 方案化疗 7 周期。2019 年 10 月发现肺转移,为左上肺两个结节,大者约 2.2cm × 1.8cm。行卡培他滨及伊立替康化疗,效果 SD。左肺两病灶行 SBRT。

定位:采取 DIBH 控制呼吸运动。

靶区:GTV:CT 肺窗图像上分别勾画左肺上叶两病灶;PTV:GTV 三维外扩 0.3cm。

处方剂量:95% PTV 50Gy/10Gy/5f,BED10=100Gy。

治疗:DIBH,每次治疗锥形束计算机断层影像(CBCT)验证摆位。

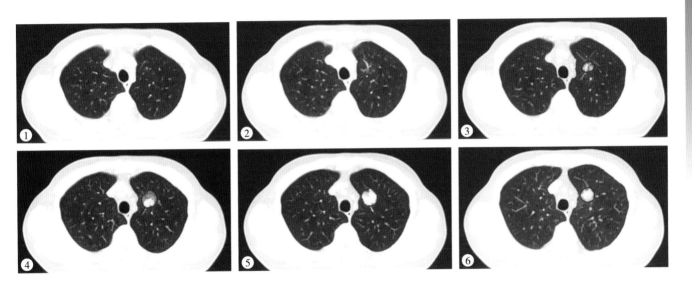

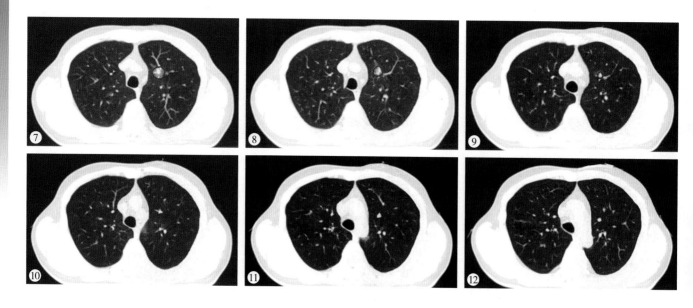

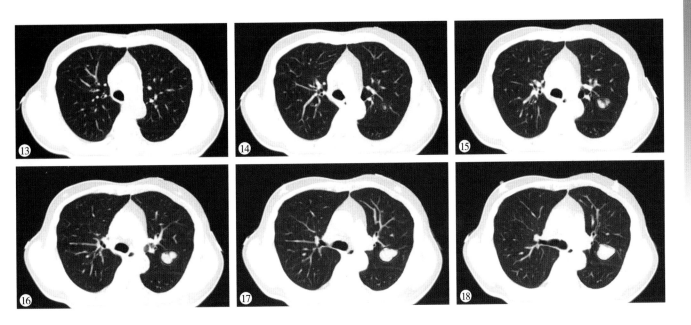

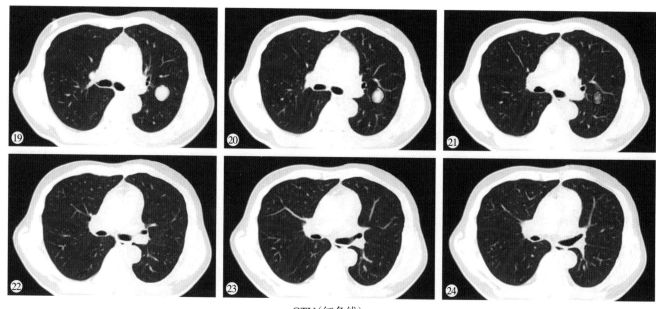

GTV(红色线)。

脊柱转移瘤

【立体定向放疗适应证】

NOMS评价系统是目前放射治疗技术下,对脊柱转移瘤治疗方案唯一的综合评价体系,设计的基础是包括疼痛科、介入科、放射治疗科、神经外科、肿瘤内科等多个学科在内的多学科诊疗模式,该系统综合了四个评估维度:基于转移瘤性硬膜外脊髓压迫(MESCC)评分的神经功能维度(附1);基于肿瘤本身放射灵敏度的肿瘤特征维度;基于脊柱肿瘤稳定性评分(SINS)的脊柱稳定性维度(附2);基于肿瘤负荷、患者一般状况、后续药物治疗、伴随疾病、是否耐受手术的全身状况维度。

综合而言,目前脊柱转移瘤的放疗适应证包括:①放射中高灵敏度肿瘤,无脊柱不稳定者;②虽已累及脊柱及附件,但无脊柱不稳定性,或虽有神经损伤、但已手术固定者术后放疗;③对于已有病理性骨折、有脊柱不稳定伴脊髓压迫、放射抵抗的肿瘤伴神经损伤,为实现更好的疗效,可先行固定术、部分肿瘤切除术、分离术等,而后行术后放疗。

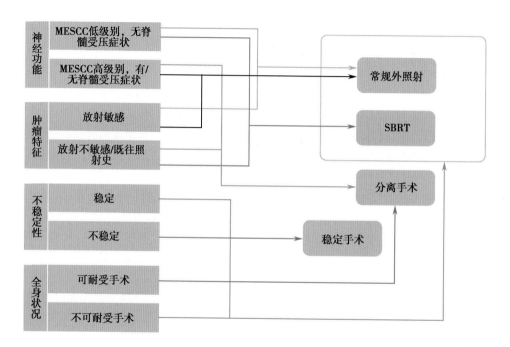

460

术后体部立体定向放疗(SBRT)的适应证:①放射抵抗性肿瘤,或相同部位或邻近部位接受过放疗;② 1~2个椎体水平的相邻病变。禁忌证:①超过 3 个以上连续的椎体病变;②美国脊髓损伤协会(ASIA)评分 A 级(完全性脊髓损伤,已丧失感觉及运动功能)(附 3);③术后 Bilsky 3 级残留(受压迫的脊髓周围没有脑脊液包围)(附 1)。

【放疗定位】

• 放射治疗的技术选择

椎体转移瘤 SBRT 常规建议 6MV-X 线、调强放射治疗 / 容积旋转调强放疗(IMRT/VMAT)技术下行计划设计,VMAT 技术较于 sIMRT 技术,可能有更好的适形性及执行效率。

• CT 定位

1. 定位前准备:对于骨痛明显的患者,需于定位前或治疗前行良好的镇痛处理,以最大限度提高体位的重复性。

2. 定位细节:根据美国医学物理学家协会第 101 工作组(AAPM TG101)的要求,SBRT 相关的定位细节包括:①需根据机器探测和修正患者治疗位置的能力选择固定装置。骨转移患者大多伴随疼痛等症状,固定装置选择的最终目的是提高患者的舒适度,并提高体位的可重复性。我中心目前建议行真空垫固定,或发泡胶 + 体膜联合固定。②扫描范围:共面计划时,需包含照射野边缘外 5~10cm;非共面计划时,则需扫描照射野边缘外至少 15cm。③扫描层厚建议 1~3mm。

发泡胶 + 体膜联合固定定位装置

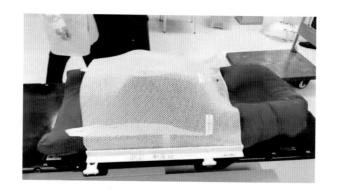

3. 图像融合与配准

常规建议行病变节段椎体 MR 融合指导下的靶区勾画,配准标准为骨性配准。

【放疗靶区勾画】

● 靶区命名及勾画方法

1. 脊柱转移术前靶区勾画

需融合病变节段椎体 MR 图像,以指导勾画。

标准命名	解释	勾画建议
GTV	大体肿瘤靶区	一切影像学可见肿瘤病灶,包括硬膜外及椎旁肿瘤病灶 *如患者采用 4D 定位,GTV 勾画需包括全部时相可见的 GTV
CTV	临床肿瘤靶区	包含 GTV,包括骨髓异常信号影、可疑微浸润的解剖分区,包括沿骨内结构扩散的亚临床病灶所在及邻近解剖分区(采用 ISRC 六分区标准),应当避免形成环脊髓的 CTV,除外以下两种情况:椎体、双侧椎弓根、双侧椎板和 / 或棘突、横突均受累;环硬膜外周广泛病灶但无脊髓压迫征
PTV	计划靶区	CTV 均匀外扩 ≤ 3mm 的范围,沿硬膜外区域或其他关键结构酌情修回边界,注意避开脊髓,但不建议修回到 GTV 内

脊柱转移术前 SBRT 靶区勾画

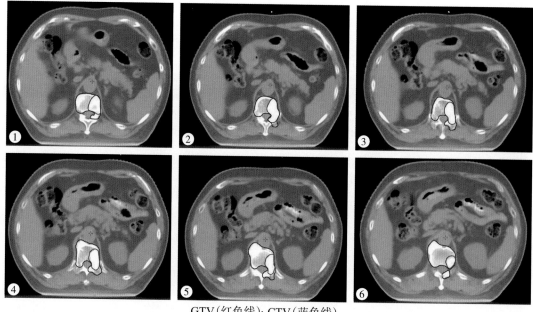

GTV（红色线）; CTV（蓝色线）。

2. 脊柱转移术后靶区勾画

需融合病变节段椎体术前及术后的 MR 图像,以指导勾画。

标准命名	解释	勾画建议
GTV	大体肿瘤靶区	术后影像学可见肿瘤病灶残余,含术后脊椎、硬膜外及椎旁肿瘤病灶 *如患者采用 4D 定位,GTV 勾画需包括全部时相可见的 GTV
CTV	临床肿瘤靶区	包含 GTV,包括瘤床、术前影像学异常信号、可疑浸润的解剖分区(ISRC 六分区标准),不包括手术切口、术区外软组织区,除非术前 / 术中见受侵;术前环硬膜外受侵,应当包含术前受侵范围;需考虑手术所致相对解剖结构、位置改变,适当修改;需在硬膜外受侵范围基础上三维外扩 5mm
PTV	计划靶区	CTV 均匀外扩 ≤ 3mm 的范围,适当修改与重要器官交叠边界,注意避开脊髓,但不建议修回到 GTV 内

3. 骶骨转移靶区勾画

勾画原则基本同脊柱术前 SBRT 的勾画。

标准命名	解释	勾画建议
GTV	大体肿瘤靶区	一切影像学可见肿瘤病灶,包括骶旁肿瘤病灶 *如患者采用 4D 定位,GTV 勾画需包括全部时相可见的 GTV
CTV	临床肿瘤靶区	包含 GTV,包括骨髓异常信号影、可疑微浸润的解剖分区,包括沿骨内结构扩散的亚临床病灶所在及邻近解剖分区,应当避免形成环圆锥、马尾的 CTV,除外骶骨环马尾受累的情况
PTV	计划靶区	CTV 均匀外扩 ≤ 3mm 的范围,沿椎管、骶孔或其他关键结构酌情修回边界,注意避开圆锥、马尾等神经,但不建议修回到 GTV 内

骶骨转移 SBRT 靶区勾画

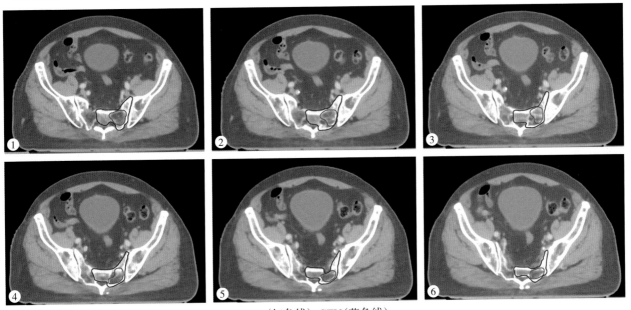

GTV（红色线）; CTV（蓝色线）。

4. 脊柱立体定向放射（SRS）骨性 CTV 勾画

GTV 位置	ISRC GTV 解剖分类	ISRC 骨性 CTV 推荐	CTV 描述
椎体任何部分	1	1	整个椎体
椎体内侧	1	1,2	整个椎体和同侧椎弓根 / 横突
弥漫性椎体病变	1	1,2,6	整个椎体和双侧椎弓根 / 横突
椎体和单侧椎弓根	1,2	1,2,3	整个椎体、椎弓根、同侧横突和同侧椎板
椎体和双侧椎弓根 / 横突	3	2,3,4	整个椎体、双侧椎弓根 / 横突和双侧椎板
单侧椎弓根	2	2,3 ± 1	椎弓根、同侧横突、同侧椎板 ± 椎体
单侧椎板	3	2,3,4	椎板、同侧椎弓根 / 横突和棘突
棘突	4	3,4,5	整个棘突和双侧椎板

5. 脊柱 SBRT 及 SRS 中骶骨靶体积定义

GTV 位置	骶骨解剖分类	骶骨骨性 CTV 推荐	CTV 描述
椎体任何部分	1	1	整个椎体
$S_{1\sim2}$ 椎体内侧	1	1,2,3	整个椎体和同侧骶骨翼
$S_{3\sim5}$ 椎体内侧	1	1,3	整个椎体和同侧骶骨后翼
弥漫性 $S_{1\sim2}$ 椎体病变	1	1,2,3,7,8	整个椎体和双侧骶骨翼
弥漫性 $S_{3\sim5}$ 椎体病变	1	1,3,7	整个椎体和双侧骶骨后翼
$S_{1\sim2}$ 椎体、单侧骶骨翼	1,2,3	1,2,3,4	整个椎体和同侧骶骨翼、同侧椎板
$S_{3\sim5}$ 椎体、单侧骶骨翼	1,3	1,3,4	整个椎体和同侧骶骨后翼、同侧椎板
$S_{1\sim2}$ 椎体、双侧骶骨翼	1,2,3,7,8	1,2,3,4,5,6,7,8	整个椎体和双侧骶骨翼、双侧椎板
$S_{3\sim5}$ 椎体、双侧骶骨翼	1,3,7	1,3,4,6,7	整个椎体和双侧骶骨后翼、双侧椎板
$S_{1\sim2}$ 单侧骶骨翼	2,3	2,3 ± 1	整个同侧骶骨翼 ± 整个椎体
单侧椎板	4	4,5 ± 1	同侧椎板、棘突 ± 椎体
双侧椎板	4,6	4,5,6 ± 1	双侧椎板、棘突 ± 椎体
棘突	5	4,5,6	棘突和双侧椎板

- **处方剂量要求**

根据 2021 年 NCCN 第 1 版指南,脊柱 SBRT 的常用推荐剂量包括:16~24Gy/1f、24Gy/2f、24~27Gy/3f、30~35Gy/5f。对 SBRT 计划的评估要求,目前主要参照 ICRU 91 号报告、AAPM TG101 报告、RTOG0631 报告。

PTV:① $D_{90\%}$ ≥处方剂量,≤ 130% 处方剂量;②靶区内均匀度要求可酌情降低,允许靶区内、非危及器官上热点;③靶区外 105% 处方剂量体积不超过 3.0cc,外展不超过 1cm;④靶区外不接受出现 110% 处方剂量;⑤尽量提高剂量衰减梯度,保护危及器官(如脊髓)。

脊髓:对于单次分割模式,V_{10} ≤ 10%/0.35cc,或 V_{14} ≤ 0.03cc。

- **危及器官勾画及限量**

可参考 RTOG2013 文件标准,对病变椎体所在区域邻近危及器官进行命名、定义及勾画,详见其他瘤种的示范。

SBRT 照射下正常组织器官的限量目前有不同的标准,包括英国专家共识、QUANTEC 限量标准、AAPM TG101 报告、RTOG0631 报告等,目前 AAPM TG101 标准使用较为广泛。

【放疗的实施】

SBRT 的治疗实施通常推荐每次治疗前行图像引导下的匹配校正,根据 AAPM TG101 报告,锥形束计算机断层影像(CBCT)对于配准软组织如肺、肝等部位具有较高的精度,2D 影像(DRR/EPID)对于配准骨性结构如脊柱等部位具有较高的精度(可达 <2mm)。

TG101 危及器官限量

正常组织		体积 /cc	1 次		3 次		5 次	
			阈值剂量 /Gy	最大剂量 /Gy	阈值剂量 /Gy	最大剂量 /Gy	阈值剂量 /Gy	最大剂量 /Gy
正常组织	视神经	<0.2	8	10	15.3	17.4	23	25
	耳蜗			9		17.1		25
	脑干	<0.5	10	15	18	23.1	23	31
	脊髓	<0.35	10	14	18	21.9	23	30
		<1.2	7		12.3		14.5	
	脊髓 PRV	<109%	10	14	18	21.9	23	30
	马尾神经	<5	14	16	21.9	24	30	32
	骶神经丛	<5	14.4	16	22.5	24	30	32
	食管	<5	11.9	15.4	17.7	25.2	19.5	35
	臂丛	<3	14	17.5	20.4	24	27	30.5
	心脏	<15	16	22	24	30	32	38

（续）

		体积 /cc	1 次		3 次		5 次	
			阈值剂量 /Gy	最大剂量 /Gy	阈值剂量 /Gy	最大剂量 /Gy	阈值剂量 /Gy	最大剂量 /Gy
正常组织	大血管	<10	31	37	39	45	47	53
	气管	<4	10.5	20.2	15	30	16.5	40
	支气管	<0.5	12.4	13.3	18.9	23.1	21	33
	肋骨	<1	22	30	28.8	36.9	35	43
		<30			30			
	皮肤	<10	23	26	30	33	36.5	39.5
	胃	<10	11.2	12.4	16.5	22.2	18	32
	十二指肠	<5	11.2	12.4	16.5	22.2	18	32
		<10	9		11.4		12.5	
	空肠回肠	<5	11.9	15.4	17.7	25.2	19.5	35
	结肠直肠	<20	14.3	18.4	24	28.2	25	38
	膀胱壁	<15	11.4	18.4	16.8	28.2	18.3	38

		体积 /cc	1次		3次		5次	
			阈值剂量 /Gy	最大剂量 /Gy	阈值剂量 /Gy	最大剂量 /Gy	阈值剂量 /Gy	最大剂量 /Gy
正常组织	阴茎	<3	14	34	21.9	42	30	50
	股骨头	<10	14		21.9		30	
	肾门、肾血管	<2/3 体积	10.6	18.6		23		
并联器官	全肺	1 500	7		11.6		12.5	
	全肺	1 000	7.4		12.4		13.5	
	肝脏	700	9.1		19.2		21	
	肾皮质	200	8.4		16		17.5	

		体积 /cc	体积最大剂量 /Gy	结局（≥ 3 级）
正常组织	脊髓	≤ 0.35	10	脊髓炎
	脊髓	≤ 10% 部分脊髓	10	脊髓炎
	脊髓	≤ 0.03	14	脊髓炎
	马尾	<0.03	16	神经炎
		<5	14	
	骶丛	<0.03	18	神经损伤
		<5	14.4	
	食管 *	<0.03	16	狭窄 / 瘘
		<5	11.9	
	臂丛	<0.03	17.5	神经损伤
		<3	14	
	心脏 / 心包	<0.03	22	心包炎
		<15	16	

		体积 /cc	体积最大剂量 /Gy	结局（≥ 3 级）
正常组织	大血管[*]	<0.03	37	动脉瘤
		<10	31	
	气管[*]和喉	<0.03	20.2	狭窄 / 瘘
		<4	10.5	
	皮肤	<0.03	26	溃疡
		<10	23	
	胃	<0.03	16	狭窄 / 瘘
		<10	11.2	
	十二指肠[*]	<0.03	16	溃疡
		<5	11.2	
	空肠 / 回肠[*]	<0.03	15.4	小肠炎 / 梗阻
		<5	11.9	
	结肠[*]	<0.03	18.4	大肠炎 / 瘘
		<20	14.3	

（续）

		体积 /cc	体积最大剂量 /Gy	结局（≥ 3 级）
正常组织	直肠 *	<0.03	18.4	直肠炎 / 瘘
		<20	14.3	
	肾门 / 肾血管	<2/3 体积	10.6	恶性高血压
并联器官	肺（右 & 左）	1 000	7.4	局限性肺炎
	肾皮质（右 & 左）	200	8.4	基本肾功能损伤

注：*. 避免环周照射。

附1 神经功能 ESCC 评级法（Bilsky 分级）

把椎管结构由外至内分为硬膜外间隙、硬膜囊、脑脊液、脊髓 4 个层次，肿瘤自外而内侵犯不同层次结构时，则评为相应的级别，预示着脊髓神经功能不同的受累程度。

0 级：肿瘤局限于椎骨，无椎管内受累。

1 级：肿瘤侵犯硬膜外，脊髓未受累，可分为以下亚级。

    a：侵犯硬膜囊，但硬膜囊未有变形。

    b：硬膜囊受侵变形，但未累及脊髓。

    c：硬膜囊变形且病变接触脊髓，但脊髓未受压变形。

2 级：脊髓受压但脑脊液可见。

3 级：脊髓受压且脑脊液不可见。

0~1 级为低级别，2~3 级为高级别。

附2 脊柱稳定性 SINS 评分

SINS 组成	评分 / 分
位置	
结合部位（枕骨 ~C_2, C_7~T_2, T_{11}~L_1, L_5~S_1）	3
移动椎（C_3~C_6, L_2~L_4）	2
半固定椎（T_3~T_{10}）	1
固定椎（S_2~S_5）	0
疼痛	
有	3
偶尔，但不是活动痛	1
无	0
骨病损	
溶骨型	2
混合型	1
成骨型	0

SINS 组成	评分/分
脊柱力线的放射学	
半脱位	4
脊柱后突、侧弯	2
正常	0
椎体塌陷	
≥50%	3
<50%	2
无塌陷，但椎体侵犯	1
无	0
脊柱后外侧受累情况	
双侧	3
单侧	1
无	0

注：以上 6 个项目积分总和，分值为 0~18 分。如总分为 0~6 分，脊椎稳定；如 7~12 分，潜在不稳；如 13~18 分，不稳。当分值 7~18 分，建议手术干预。

附3　ASIA 神经损伤评分

A. 完全性损害：在骶段无任何感觉运动功能保留。

B. 不完全性损害：在神经平面以下包括骶段（S_4，S_5）存在感觉功能，但无运动功能。

C. 不完全性损害：在神经平面以下存在运动功能，大部分关键肌的肌力小于 3 级。

D. 不完全性损害：在神经平面以下存在运动功能，大部分关键肌的肌力大于或等于 3 级。

E. 正常：感觉和运动功能正常。

全书参考文献

附录　本书主要英文缩写释义

英文缩写	释义	英文缩写	释义
AAPM TG101	美国医学物理学家第 101 工作组	CSCO	中国临床肿瘤学会
AGITG	澳大利亚胃肠道试验组	$CVxGy$	接收 <xGy 剂量照射的体积
ASIA	美国脊柱损伤协会	Dx%	x% 体积接受的最大剂量
ASTRO	美国放射肿瘤学会	D20ml	20ml 体积接收的最大剂量
BED	生物等效剂量	D0.1cc	0.1ml 体积接收的最大剂量
Bolus	组织补偿物	DCIS	导管原位癌
CBCT	锥形束计算机断层影像	DIBH	深吸气屏气技术

英文缩写	释义	英文缩写	释义
Dmax	最高剂量	IDH	异柠檬酸脱氢酶
Dmean	平均剂量	ISRC	国际脊柱放射外科联盟
DVH	剂量体积直方图	ISUP	国际泌尿病理协会
DWI	核磁共振弥散加权成像	KPS	卡氏评分
EBRT	外照射放射治疗	LAD	左侧冠状动脉
EMVI	壁外血管侵犯	LVSI	淋巴脉管间隙浸润
EORTC	欧洲癌症研究与治疗组织	MESCC	转移瘤硬膜外脊髓压迫
ESTRO ACROP	欧洲放射肿瘤学会放射肿瘤学实践咨询委员会	MRF	直肠系膜筋膜
FNCLCC	法国国家癌症研究所临床肿瘤学组	MSKCC	纪念斯隆-凯特琳癌症中心
ICRU	国际辐射单位与测量委员会	NCCN	美国国立综合癌症网络

英文缩写	释义	英文缩写	释义
NMD	最大侵犯距离	RT	放射治疗
NRG	国家研究协会	RTOG	美国放射肿瘤协助组
OAR	危及器官或组织	SABR	立体定向消融放射治疗
PBT	近端支气管树	SINS	脊柱肿瘤稳定性评分
PCI	预防脑照射	SRS	立体定向放射外科
PRV	计划危及器官	TME	全直肠系膜切除
PSA	前列腺特异性抗原	VBT	阴道近距离放疗
QUANTEC	临床工作中正常组织效应定量分析	Vx	接受 xGy 剂量照射的体积
RA	右侧冠状动脉	WHO	世界卫生组织
ROI	感兴趣区域	WBRT	全脑放射治疗